すぐわかる
医療統計の選び方

石村貞夫＋石村光資郎 著

久保田基夫 監修

東京図書

統計の質問や相談を受けていると，

「データを集めてきたのですが，……
　　　　どのような統計処理ができますか？」

といった内容のときが，よくあります．

　ときには

「学会の発表まで，あと１週間しかありません．
　　　　早くこのデータを論文にまとめたいのですが……」

という，切羽つまったカケコミや

「データを使って計算したら，
　　　　なにやらこんな数字が出てきました！」

という，コンピュータオタクまで，人さまざま．

　そこで，このような

悩める研究者たち

のために

『すぐわかる医療統計の選び方』

という本を作ってみました．

もうすぐ
学会の締め切りなんだ！
ホームズ！！

ワトソン君
この本を読みたまえ！

この本の特徴は，次の3点です．

その1． 統計学の数学的説明はありません

その2． そのデータに適した医療統計を選ぶことができます

その3． 間近に迫った学会発表にも，まだ間に合います？

統計処理は，研究・論文や調査・発表のための強力な道具です．

でも，その道具を学ぶために，研究者の皆さんは貴重な研究の時間を割くことはできません．

この本を利用して，統計処理はコンピュータに任せ，研究者の皆さんは，

研究や調査に集中しましょう！

この本の分析は
IBM SPSS を
使用しています

この本を書くにあたり，多くのデータを提供していただいた人たちに感謝します．

いつもはげましてくれる美咲，舜亮，美絢に感謝します．

最後になりましたが，この本を書くきっかけを与えてくれた東京図書編集部の河原典子さんに，深く感謝いたします．

令和5年12月29日　お遍路さんが来ないお遍路宿にて

この本では
統計処理の説明が
わかりやすくなるように
データを作成しています

臨床的にはあまり
一般的ではない
数値もありますが
ご了承ください

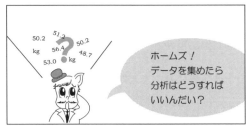

ホームズ！
データを集めたら
分析はどうすれば
いいんだい？

心配はいらないよ
ワトソン君

まずは
データの型に
注目したまえ！

研究テーマが
決まったら
"流れ図による
　　統計処理の選び方"
もぜひ見てみたまえ

いいかい
ワトソン君

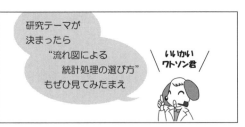

どんなデータだって
"流れ図による
　　統計処理の選び方"
のとおりに進めば
迷わずゴールということだ！

この図は便利だね～！
使えるぞ
ホームズ！

流れ図は
東京図書のHPから
ダウンロードできます～

も く じ

~データの型による統計処理の選び方~

0 統計用語の基礎知識

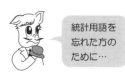

統計用語を
忘れた方の
ために…

v

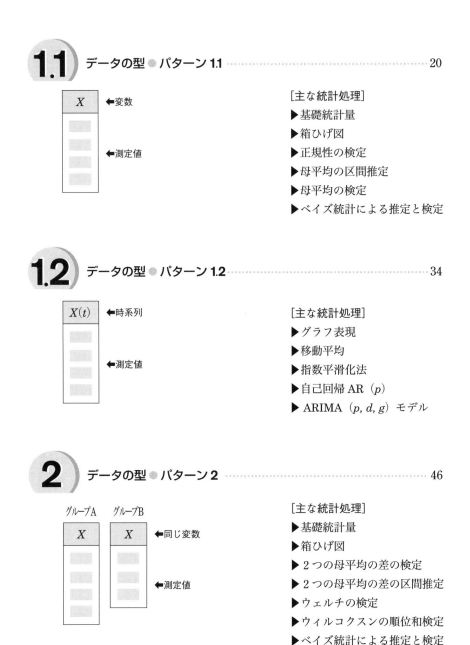

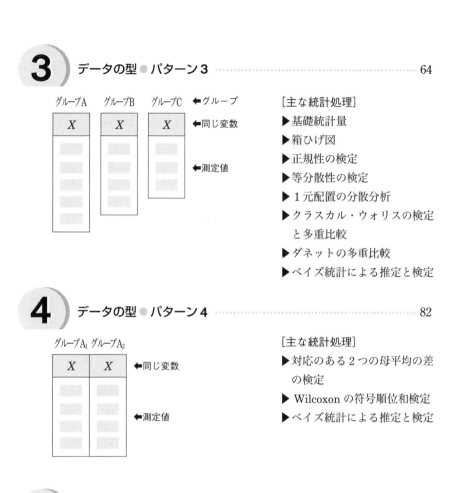

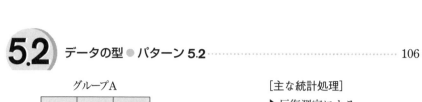
グループA

X	*X*	*X*

←同じ変数

←測定値

[主な統計処理]
▶反復測定による
　2元配置の分散分析
▶多重比較
▶線型混合モデル

グループB

X	*X*	*X*

←同じ変数

←測定値

X_1	X_2

←異なる変数

←測定値

[主な統計処理]
▶相関係数
▶単回帰分析
▶ベイズ統計による推定と検定

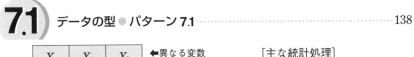

X_1	X_2	X_3

←異なる変数

←測定値

↑数値データ

[主な統計処理]
▶ 重回帰分析
▶ ベイズ統計による推定と検定

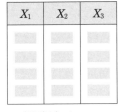

X_1	X_2	X_3

←異なる変数

←測定値

↑名義データ

[主な統計処理]
▶ 2項ロジスティック回帰分析
▶ 多項ロジスティック回帰分析
▶ 名義回帰分析
▶ カテゴリカル回帰分析

X_1	X_2	X_3

←異なる変数

←測定値

↑順序データ

[主な統計処理]
▶ 順序回帰分析
▶ カテゴリカル回帰分析

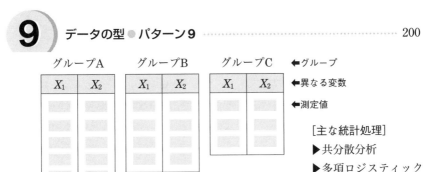
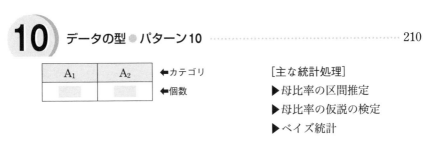

11.2 データの型 ● パターン11.2 232

層	薬剤	効果	
		有	無
層1	薬A		
	薬B		
層2	薬A		
	薬B		

[主な統計処理]
▶マンテル・ヘンツェル検定
▶対数線型分析

12 データの型 ● パターン12 242

A_1	A_2	A_3	←カテゴリ
			←個数

[主な統計処理]
▶適合度検定

13 データの型 ● パターン13 246

	B_1	B_2	B_3	←属性 カテゴリ
A_1				
A_2				←個数 測定値

↑属性 グループ

[主な統計処理]
▶独立性の検定
▶リジット分析

リジット分析は
漢方に有効です

xii

因子が
もっと多くなると
"多元配置"
というのだよ

ややこしく
なるね～

Topics "流れ図による統計処理の選び方" も
ぜひ参考にしてください (HPからダウンロード可能)。

すぐわかる
医療統計の選び方

統計用語の基礎知識

【データの種類】

　　データは数値を割り当てる規準—尺度—によって，
次の4つに分類されています．

$$
\text{データ}
\begin{cases}
\text{質的データ}
\begin{cases}
\text{名義データ} \cdots \text{名義尺度} \\
\text{順序データ} \cdots \text{順序尺度}
\end{cases} \\
\text{量的データ} \cdots \text{数値データ}
\begin{cases}
\text{間隔尺度} \\
\text{比　尺度}
\end{cases}
\end{cases}
$$

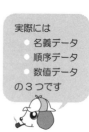

実際には
- 名義データ
- 順序データ
- 数値データ

の3つです

名義尺度：同一性の公準を満たすもの．

　　　　つまり，他と区別するために付けられる数値．

　　　　たとえば，病気の種類．

順序尺度：同一性の公準＋順位性の公準を満たすもの．

　　　　つまり，大小関係にのみ意味のある数値．

　　　　たし算・ひき算・かけ算・わり算をしても意味がない．

　　　　たとえば，病気の重症度．

間隔尺度：同一性の公準＋順位性の公準＋等単位性の公準を満たすもの．

　　　　つまり，原点をどこに取ってもよいので，

　　　　差をとることにのみ意味のある数値．

　　　　たし算・ひき算はできるが，かけ算・わり算は意味がない．

比 尺 度：同一性の公準＋順位性の公準＋等単位性の公準＋絶対原点．

　　　　つまり，原点が決まっているので，比をとることができる．

　　　　ふつうデータといえば，この比尺度になっています．

■ 量的データの例

No.	血圧	心拍数	体温
1	158	84	36.9
2	93	72	35.8
3	124	67	36.7

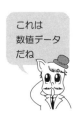

これは数値データだね

■ 質的データの例

No.	二日酔いの薬	お酒の回数	職種
1	すこしきく	ほぼ毎日	医　師
2	よくきく	週に数回	看護師
3	よくきく	月に数回	保健師

これはカテゴリカルデータだ

■ 対応のないデータの例

No.	女性の血糖値
1	186
2	128
3	145

No.	男性の血糖値
1	234
2	174

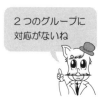

2つのグループに対応がないね

■ 対応のあるデータの例

被験者	ダイエット前の体重	ダイエット後の体重
Aさん	53.0	51.2
Bさん	50.2	48.7
Cさん	59.4	53.5

2つのグループに対応がある！

【母集団と標本から推測統計が始まります】

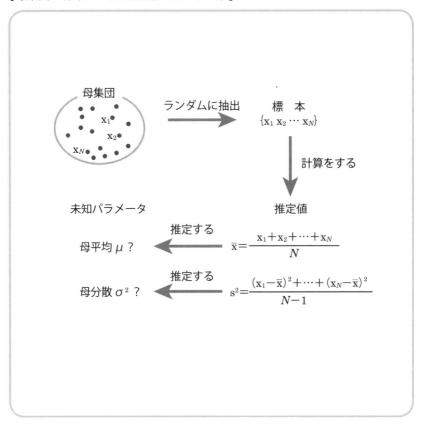

母集団は正規分布に
従っているか
従っていないか
それが問題だよ

母集団は
研究対象のことだね

【標本平均と標本分散は大切な統計量です】

1 変数のデータの型

No.	変数 X
1	$x(1)$
2	$x(2)$
⋮	⋮
N	$x(N)$
平均値	$\overline{x}$

● 標本平均 $\overline{x} = \dfrac{x(1) + x(2) + \cdots + x(N)}{N}$

● 標本分散 $s^2 = \dfrac{(x(1) - \overline{x})^2 + \cdots + (x(N) - \overline{x})^2}{N - 1}$

● 標本偏差 $s = \sqrt{\text{標本分散 } s^2}$

● 標準誤差 $SE = \dfrac{s}{\sqrt{N}} = \sqrt{\dfrac{s^2}{N}}$

標準誤差は
標本平均の標準偏差です

電卓で計算してみたい方は
〔入門はじめての統計解析〕
1 章を参照してください〜

【データの標準化とは？】

次の変換のことを，**データの標準化**といいます．

$$\text{データ } x_i \longrightarrow \frac{\text{データ } x_i - \text{平均値 } \bar{x}}{\text{標準偏差 } s}$$

> ホームズ，なぜ標準化を
> するんだい？

【標準化の特長】

データの標準化をすると，

標本平均や標本分散は，次のように変換されます．

● 標本平均 $\bar{x}$ ⟶ 平均 0

● 標本分散 s^2 ⟶ 分散 1

> つまり
> 変数の単位の影響を
> なくすってことだよ
> ワトソン君

【標本共分散と標本相関係数は大切な統計量です】

2変数のデータの型

No.	変数 X	変数 Y
1	$x(1)$	$y(1)$
2	$x(2)$	$y(2)$
$\vdots$	$\vdots$	$\vdots$
N	$x(N)$	$y(N)$
平均値	$\overline{x}$	$\overline{y}$

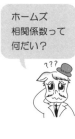

ホームズ
相関係数って
何だい？

●標本共分散 $s_{xy} = \dfrac{(x(1)-\overline{x}) \times (y(1)-\overline{y}) + \cdots + (x(N)-\overline{x}) \times (y(N)-\overline{y})}{N-1}$

●標本相関係数 $r = \dfrac{x \text{ と } y \text{ の標本共分散}}{\sqrt{x \text{ の標本分散}} \times \sqrt{y \text{ の標本分散}}}$

$$\dfrac{s_{xy}}{\sqrt{s_{xx}} \times \sqrt{s_{yy}}}$$

相関係数は
2つのベクトルの
広がりを測っている…

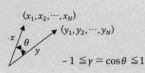

$(x_1, x_2, \cdots, x_N)$

$(y_1, y_2, \cdots, y_N)$

x θ y

$-1 \leqq \gamma = \cos\theta \leqq 1$

相関係数は
変数の単位の影響を受けない
すぐれた統計量です

【正規分布は確率分布の基本です】

正規分布は，次のような形をした確率分布です．

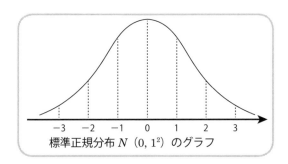

標準正規分布 $N(0, 1^2)$ のグラフ

【母集団の正規性を調べる方法】

● ヒストグラムを描いてみる

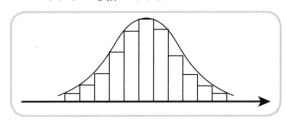

● 正規 Q – Q プロット

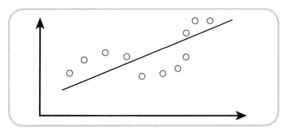

● シャピロ・ウイルクの正規性の検定 ☞ p.26

【統計的推定とは区間推定のこと！】

区間推定とは   ← interval estimation

    "データの情報から，母集団の未知パラメータを推測すること".
    次のように表現できます.

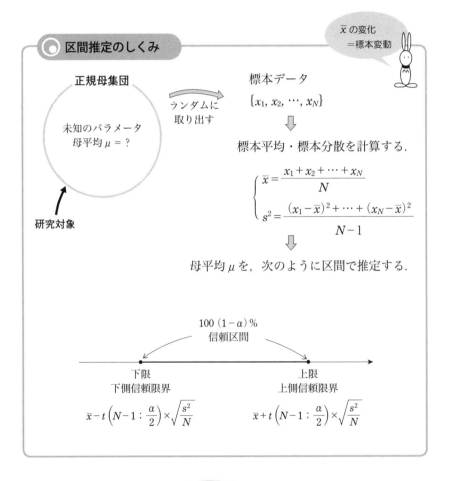

区間推定のしくみ

$\bar{x}$ の変化
＝標本変動

正規母集団

未知のパラメータ
母平均 μ ＝ ?

ランダムに
取り出す

研究対象

標本データ
$\{x_1, x_2, \cdots, x_N\}$

標本平均・標本分散を計算する.

$$\begin{cases} \bar{x} = \dfrac{x_1 + x_2 + \cdots + x_N}{N} \\ s^2 = \dfrac{(x_1 - \bar{x})^2 + \cdots + (x_N - \bar{x})^2}{N-1} \end{cases}$$

母平均 μ を，次のように区間で推定する.

$100\,(1-\alpha)\,\%$
信頼区間

下限
下側信頼限界

上限
上側信頼限界

$$\bar{x} - t\left(N-1 ; \frac{\alpha}{2}\right) \times \sqrt{\frac{s^2}{N}}$$

$$\bar{x} + t\left(N-1 ; \frac{\alpha}{2}\right) \times \sqrt{\frac{s^2}{N}}$$

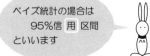

ベイズ統計の場合は
95%信 用 区間
といいます

【統計的検定とは仮説の検定のこと！！】

仮説の検定とは   ← test of hypothesis

  "母集団に対する仮説を，データの情報からテストすること".

  次のように表現できます.

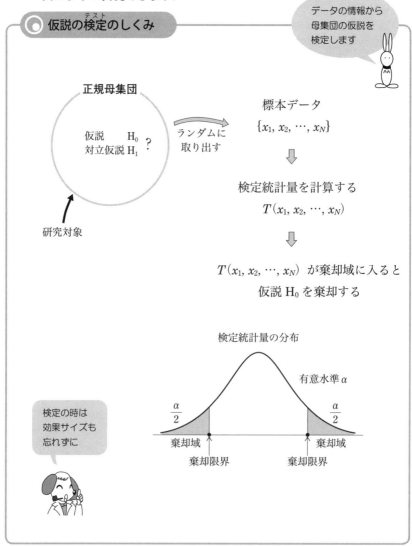

仮説の検定のしくみ

データの情報から
母集団の仮説を
検定します

正規母集団

仮説 H_0
対立仮説 H_1 ？

研究対象

ランダムに
取り出す

標本データ
$\{x_1, x_2, \cdots, x_N\}$

検定統計量を計算する
$T(x_1, x_2, \cdots, x_N)$

$T(x_1, x_2, \cdots, x_N)$ が棄却域に入ると
仮説 H_0 を棄却する

検定統計量の分布

有意水準 α

$\dfrac{\alpha}{2}$ $\dfrac{\alpha}{2}$

棄却域   棄却域
棄却限界   棄却限界

検定の時は
効果サイズも
忘れずに

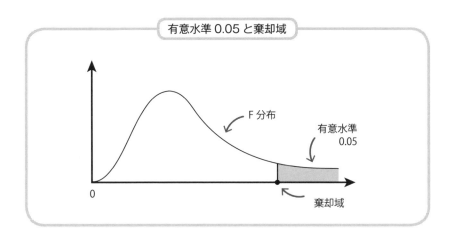

有意水準 0.05 と棄却域

F 分布

有意水準
0.05

0

棄却域

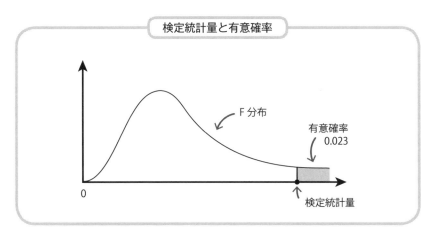

検定統計量と有意確率

F 分布

有意確率
0.023

0

検定統計量

学術論文では

有意確率 0.023 ≦ 有意水準 0.05
なので，仮説 H_0 は棄却される

といった感じで表現します.

表現の仕方は
投稿する学術雑誌
を参考に

【検出力の英語は power です】

t 検定の検出力（両側）

仮説 H_0：　母平均 $\mu = \mu_0$

対立仮説 H_1：　母平均 $\mu \neq \mu_0$

有意水準 $\alpha =$

$\alpha = 0.05$ が一般的です

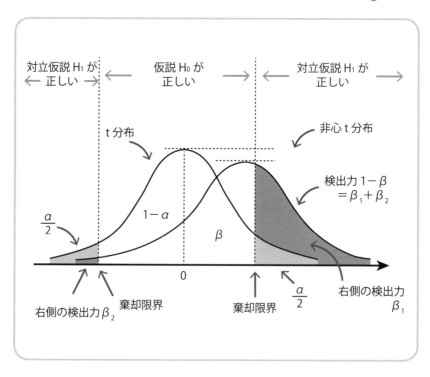

F 検定の検出力（片側）

仮説 H_0：□

対立仮説 H_1：□

　　有意水準 $\alpha =$ □

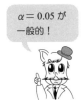

$\alpha = 0.05$ が
一般的！

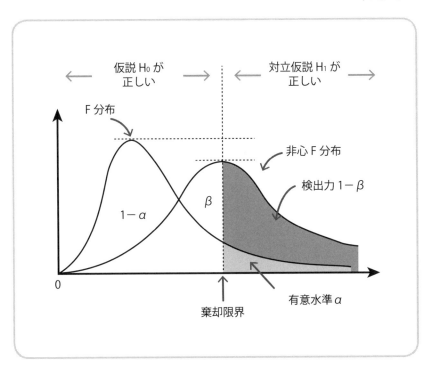

【効果サイズ―その1―】

（1） 2つの母平均の差の検定

$$d = \frac{\bar{x}_1 - \bar{x}_2}{\sqrt{s^2}}$$

⬅ s^2……共通の分散

$$r = \sqrt{\frac{t^2}{t^2 + N_1 + N_2 - 2}}$$

⬅ t……t 値

（2） ウィルコクスンの順位和検定

$$r = \frac{Z}{\sqrt{N_1 + N_2}}$$

⬅ Z……Z-score

（3） 対応のある2つの母平均の差の検定

$$d = \frac{\bar{x}}{S_D}$$

$$r = \sqrt{\frac{t^2}{t^2 + N - 1}}$$

（4） ウィルコクスンの符号付順位検定

$$r = \frac{Z}{\sqrt{2N}}$$

（5） 1元配置の分散分析

$$\eta^2 = \frac{S_A}{S_T}$$

$$偏\,\eta^2 = \frac{S_A}{S_A + S_E}$$

$$\omega^2 = \frac{SS_A - df_A \times MS_E}{S_T + MS_E}$$

$$f^2 = \frac{R^2}{1 - R^2}$$

（6） クラスカル・ウォリスの検定

$$r = \frac{Z}{\sqrt{TN}} \qquad TN \cdots\cdots \text{Total number}$$

（7） 反復測定による 1 元配置の分散分析

$$\omega^2 = \frac{\dfrac{k-1}{nk}(MS_M - MS_R)}{MS_R + \dfrac{MS_{BG} - MS_R}{k} + \dfrac{k-1}{nk}(MS_M - MS_R)}$$

$$\begin{cases} MS_M \cdots \text{mean square of model} \\ MS_R \cdots \text{residual mean square} \\ MS_{BG} \cdots \dfrac{SS_{BG}}{df_{BG}} = \dfrac{SS_T - SS_M - SS_R}{n-1} \end{cases}$$

（8） 相関係数の検定

$$r$$

（9） 重回帰分析

$$f^2 = \frac{R^2}{1-R^2}$$

$$R^2 = \frac{S_A}{S_T}$$

相関係数 r が
効果サイズに
なっています

（10） 独立性の検定

$$\varphi = \sqrt{\frac{\chi^2}{N}} \qquad \cdots 2 \times 2 \, \text{クロス集計表の場合}$$

$$V = \sqrt{\frac{\chi^2}{N \times \min(r-1, c-1)}} \qquad \cdots \begin{cases} r = \text{row} \cdots\cdots \text{行} \\ c = \text{column} \cdots \text{列} \end{cases}$$

【効果サイズ―その2―】

（11） 2つの母比率の差の検定

$$h = 2 \times arcsin\sqrt{p_1} - 2 \times arcsin\sqrt{p_2}$$

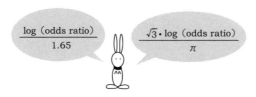

（12） オッズ比

オッズ比

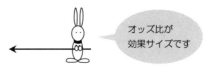

（13） 2つの相関係数の差の検定

$$\frac{1}{2}\log\frac{1+r_1}{1-r_1} - \frac{1}{2}\log\frac{1+r_2}{1-r_2}$$

ところで……

効果サイズの評価はあまり明確ではなく

$$\begin{cases} r = 0.1 \ (\text{small effect}) & \cdots\cdots \ \text{分散の 1\%} \\ r = 0.3 \ (\text{medium effect}) & \cdots\cdots \ \text{分散の 9\%} \\ r = 0.5 \ (\text{large effect}) & \cdots\cdots \ \text{分散の 25\%} \end{cases}$$

といった感じのガイドラインがあります.

Cohen's d は，次の図のように
"2つの分布の重なっていない部分"
を調べています．

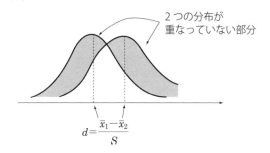

たとえば，

$$
\begin{cases}
d = 0.2 \ \cdots \ 重なっていない\% = 14.7\% \\
d = 0.5 \ \cdots \ 重なっていない\% = 33.0\% \\
d = 0.8 \ \cdots \ 重なっていない\% = 47.4\% \\
d = 1 \ \ \cdots \ 重なっていない\% = 55.4\% \\
d = 2 \ \ \cdots \ 重なっていない\% = 81.1\%
\end{cases}
$$

■ 効果サイズの評価の例

統計処理	効果サイズ	small	medium	large
相関の場合	相関係数	0.1	0.3	0.5
t 検定の場合	Cohen's d	0.2	0.5	0.8
カイ2乗検定の場合	Cohen's ω	0.1	0.3	0.5
2×2クロス集計表の場合	オッズ比	1.5	3.5	9.0
一元配置の分散分析の場合	η^2	0.01	0.06	0.14
一元配置の共分散分析の場合	Cohen's f	0.10	0.25	0.40
重回帰分析の場合	η^2	0.02	0.13	0.26
重回帰分析の場合	Cohen's f	0.14	0.39	0.59

SPSS のベイズ統計では，ベイズ因子の評価を次の表にまとめています.

$$\text{ベイズ因子 } \mathrm{Bf}_{01} = \frac{\mathrm{Pr}(\mathrm{D} \mid \mathrm{H}_0)}{\mathrm{Pr}(\mathrm{D} \mid \mathrm{H}_1)} \text{ の場合}$$

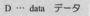

D … data　データ

Bayes Factor	Evidence Category
>100	Extreme Evidence for H0
30~100	Very Strong Evidence for H0
10~30	Strong Evidence for H0
3~10	Moderate Evidence for H0

Bayes Factor	Evidence Category
1~3	Anecdotal Evidence for H0
1	No evidence
$\frac{1}{3}$~1	Anecdotal Evidence for H1
$\frac{1}{10}$~$\frac{1}{3}$	Moderate Evidence for H1

Bayes Factor	Evidence Category
$\frac{1}{30}$~$\frac{1}{10}$	Strong Evidence for H1
$\frac{1}{100}$~$\frac{1}{30}$	Very Strong Evidence for H1
$\frac{1}{100}$>	Extreme Evidence for H1

H_0：null hypothesis
H_1：alternative hypothesis

SPSS のベイズ統計では，ベイズ因子の評価を次の表にまとめています.

$$\text{ベイズ因子 } \mathrm{Bf}_{10} = \frac{\Pr(\mathrm{D} \mid \mathrm{H_1})}{\Pr(\mathrm{D} \mid \mathrm{H_0})} \text{ の場合}$$

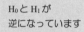 H_0 と H_1 が 逆になっています

ベイズ 因子	証拠の カテゴリー
>100	H1 に対する 最高レベル の証拠
30〜100	H1 に対する 非常に強い 証拠
10〜30	H1 に対する 強い証拠
3〜10	H1 に対する 中程度の 証拠

ベイズ 因子	証拠の カテゴリー
1〜3	H1 に対する 不確かな 証拠
1	証拠なし
$\frac{1}{3}$〜1	H0 に対する 不確かな 証拠
$\frac{1}{10}$〜$\frac{1}{3}$	H0 に対する 中程度の 証拠

ベイズ 因子	証拠の カテゴリー
$\frac{1}{30}$〜$\frac{1}{10}$	H0 に対する 強い証拠
$\frac{1}{100}$〜$\frac{1}{30}$	H0 に対する 非常に強い 証拠
$\frac{1}{100}$>	H0 に対する 最高レベルの 証拠

 H_1：対立仮説 H_0：帰無仮説

データの型・パターン 1.1

次のデータの型の場合，どのような医療統計があるのだろうか？

データの型・パターン 1.1

No.	変数　X
1	$x(1)$
2	$x(2)$
⋮	⋮
N	$x(N)$

←変数

N 個の
データ

1 つの変数について
データを集めて
いるのだね

これでいろいろな
分析ができるよ
ワトソン君

ふむ…

データの型の特徴

● 1つの変数 X について，N 個のデータを測定しています.

分析したいこと

●標本平均, 標本分散, 標本標準偏差を求めたい

●母平均 μ の値を推定したい

●母平均 μ の値を検定したい

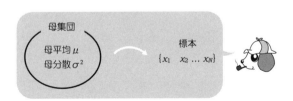

主な医療統計

ベイズ因子と事後分布の区間推定です

はじめに確認しておきたいこと

● データの種類は数値，名義，順序？

● データはランダムサンプリングか？

● 母集団の正規性は？

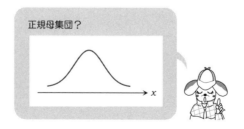

正規母集団？

【データ】

次の表は，データの型・パターン 1.1 に対応しています.

表 1.1

No.	被験者	カルシウム
1	A	476
2	B	512
3	C	674
4	D	461
5	E	503
6	F	708
7	G	431
8	H	635
9	I	726
10	J	564

（mg/日）

 ワトソン君，このデータについて説明してくれたまえ.

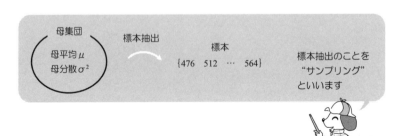

母集団　母平均 μ　母分散 σ^2　標本抽出　標本　{476　512　…　564}　標本抽出のことを"サンプリング"といいます

このデータは，60代の女性10人の
カルシウム摂取量なんだ．

すると，その母集団は
　　「日本の60代の女性のカルシウム摂取量」
ということかい？

その通りだ，ホームズ．

ところで君は，どんな分析をしたいのかな？

日本の60代女性のカルシウム摂取量は，
1日650mgが必要だと言われている．
だから，60代の女性が1日どのくらいカルシウムを
摂取しているか，基礎統計量や
母平均の信頼区間を調べてみたいんだ．

表1.1のデータを見ると，650mg以上の人は3人だね．
60代の女性は，カルシウムが不足してるんじゃないか？

そうだね．ということは
　　仮説 H_0：母平均 $\mu = 650$
の検定も必要かな？　ホームズ．

基礎統計量は，次のようになります．

		カルシウム	
N	Statistic	10	◀データの個数
Minimum	Statistic	431	◀最小値
Maximum	Statistic	726	◀最大値
Sum	Statistic	5690	◀合計
Mean	Statistic	569.00	◀標本平均
Std. Deviation	Statistic	108.698	◀標本標準偏差
Variance	Statistic	11815.333	◀標本分散
Skewness	Statistic	.307	◀歪度
	Std. Error	.687	
Kurtosis	Statistic	-1.643	◀尖度
	Std. Error	1.334	

●歪度は，分布の対称性を示す統計量です．

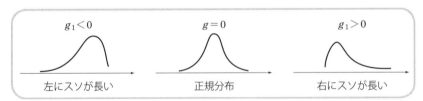

●尖度は，分布のスソの長さを表す統計量です．

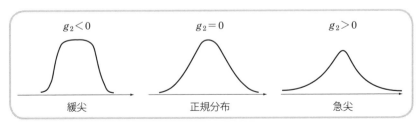

箱ひげ図は，次のような図です．

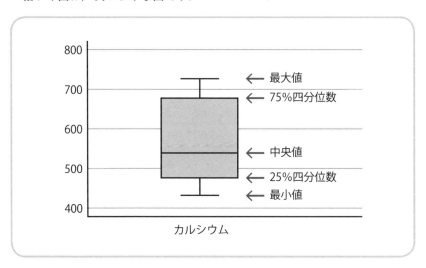

●四分位数の定義は，いろいろあります．

四分位数 = quartile

SPSS の四分位数		
25%	472.25	476.00
50%	538.00	538.00
75%	682.50	674.00

Excel の四分位数	
25%	482.75
50%	538.00
75%	664.25

分析の手順は
参考文献[12]参照

■ 正規性の検定

正規性の検定は，次のようになります.

Tests of Normality

	Kolmogorov-Smirnov [a]			Shapiro-Wilk		
	Statistic	df	Sig.	Statistic	df	Sig.
カルシウム	.200	10	.200 *	.911	10	(.288)

* This is a lower bound of the true significance.

[a] Lilliefors Significance Correction

検定統計量　　　　有意確率

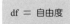

df ＝ 自由度

仮説 H_0：母集団の正規性を仮定する

対立仮説 H_1：母集団の正規性を仮定しない

● シャピロ・ウィルクの検定

有意確率 0.288 ＞ 有意水準 0.05

なので，仮説 H_0 は棄却されません.

したがって，

"母集団は正規分布に従っている"

と仮定します.

● コルモゴロフ・スミルノフの検定

データの個数が少なすぎるようです.

分析の手順は
参考文献 [12]
第2章 p.69 参照

■ 正規 Q−Q プロット

正規 Q−Q プロットによる正規性のチェックは
次の図のようになります.

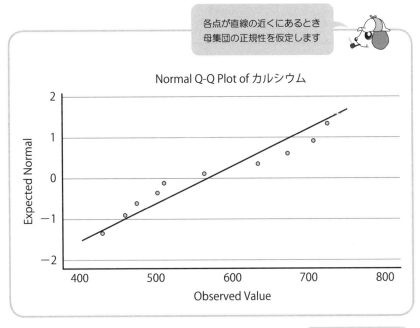

各点が直線の近くにあるとき
母集団の正規性を仮定します

Normal Q-Q Plot of カルシウム

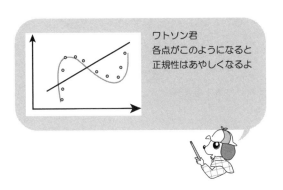

ワトソン君
各点がこのようになると
正規性はあやしくなるよ

このデータは
正規性を
仮定してよさそうだね
ホームズ

27

母平均の区間推定は，次のようになります．

Descriptives

			Statistic
カルシウム	Mean		569.00
	95% Confidence Interval for Mean	Lower Bound	491.24 ←下限
		Upper Bound	646.76 ←上限
	5% Trimmed Mean		567.94 ←トリム平均
	Median		538.00
	Variance		11815.333 ←標本分散
	Std. Deviation		108.698

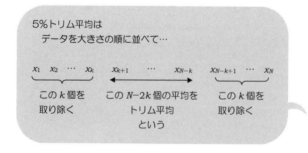

5%トリム平均は
　データを大きさの順に並べて…

x_1　x_2　$\cdots$　x_k　　x_{k+1}　$\cdots$　x_{N-k}　　x_{N-k+1}　$\cdots$　x_N

このk個を　　　このN−2k個の平均を　　このk個を
取り除く　　　　トリム平均　　　　　取り除く
　　　　　　　　　という

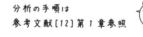

分析の手順は
参考文献 [12] 第 1 章参照

● この結果を図示すると，次のようになります．

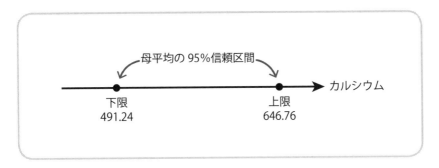

母平均の95%信頼区間

下限
491.24

上限
646.76

カルシウム

下限の公式

$$下限 = \overline{x} - t_{(N-1,\,0.025)} \times \sqrt{\dfrac{s^2}{N}}$$

上限の公式

$$上限 = \overline{x} + t_{(N-1,\,0.025)} \times \sqrt{\dfrac{s^2}{N}}$$

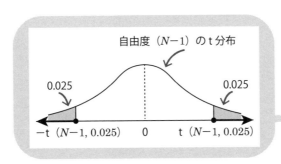

自由度 $(N-1)$ の t 分布

0.025

0.025

$-t_{(N-1,\,0.025)}$ 0 $t_{(N-1,\,0.025)}$

5 母平均の検定

■ 母平均の検定

母平均の検定は，次のようになります．

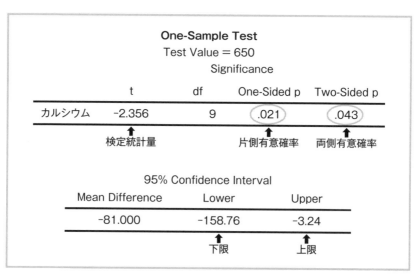

One-Sample Test
Test Value = 650

	t	df	One-Sided p	Two-Sided p
カルシウム	-2.356	9	.021	.043

検定統計量　　　　　　片側有意確率　両側有意確率

95% Confidence Interval

Mean Difference	Lower	Upper
-81.000	-158.76	-3.24

下限　　　　　上限

$-158.76 \leqq \mu - 650 \leqq -3.24$

● 両側検定の場合

仮説 H_0：母平均 $\mu = 650$

対立仮説 H_1：母平均 $\mu \neq 650$

両側有意確率 $\boxed{0.043}$ ≦ 有意水準 0.05

なので，仮説 H_0 は棄却されます．

したがって

"60 代女性のカルシウム摂取量は 650 ではない"

となります．

95％信頼区間
に注目！

0 が含まれていないので
$\mu - 650 < 0$ となります

分析の手順は
参考文献 [5]
第 4 章 p.146 参照

● 出力結果を図示してみると，次のようになります.

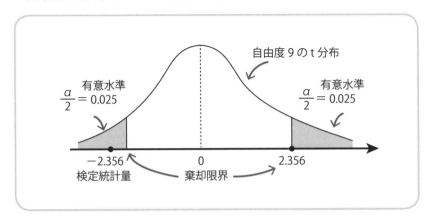

● 片側検定の場合

仮説 H_0：母平均 $\mu = 650$

対立仮説 H_1：母平均 $\mu < 650$

片側有意確率 $\boxed{0.021}$ ≦ 有意水準 0.05

なので，仮説 H_0 は棄却されます.

したがって

"60 代女性のカルシウム摂取量は 650 より少ない"

となります.

非劣勢試験の場合
片側検定の有意水準は
$\boxed{0.025}$ となります

■ 効果サイズ

One-Sample Effect Sizes

	Point Estimate	95% Confidence Interval Lower	Upper
Cohen's d	-.745	-1.436	-.023
Hedges' correction	-.681	-1.312	-.021

効果サイズ

Cohen's d uses the sample standard deviation.
Hedges' correction uses the sample standard deviation, plus a correction factor.

6 ベイズ統計による推定と検定

■ ベイズ因子

ベイズ因子は, 次のようになります.

Bayes Factor for One-Sample T Test

N	Mean	Std. Deviation	Std. Error Mean	Bayes Factor[a]
10	569.00	108.698	34.373	.558

[a] Bayes factor: Null versus alternative hypothesis.

ベイズ因子の説明　　　　　　ベイズ因子

● ベイズ因子の説明は,

$\boxed{帰無仮説}$ vs $\boxed{対立仮説}$

になっているので

$$ベイズ因子 \ \mathrm{Bf}_{01} = \frac{\{\,帰無仮説 \ \mathrm{H}_0 : \mu = 650\,\}}{\{\,対立仮説 \ \mathrm{H}_1 : \mu \neq 650\,\}}$$
$$= \boxed{0.558}$$

となります.

● SPSS のベイズ因子の評価表を見ると,　　　　　☞ p.18

$$\frac{1}{3} < \boxed{0.558} < 1$$

となるので,

　　　　"対立仮説 H_1 に対する不確かな証拠"

となります.

分析の手順は
参考文献[15]第2章参照

■ 事後分布の区間推定

事後分布の平均の区間推定は，次のようになります．

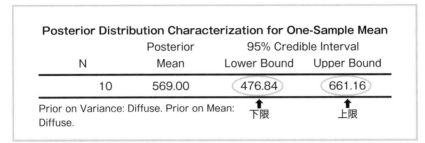

Posterior Distribution Characterization for One-Sample Mean

| | | Posterior | 95% Credible Interval | |
	N	Mean	Lower Bound	Upper Bound
	10	569.00	476.84	661.16

Prior on Variance: Diffuse. Prior on Mean: Diffuse.

下限　上限

事後分布の母平均 95% 信用区間は

$$476.84 \leq 母平均 \ \mu \leq 661.16$$

となります．

事前分布は
一様分布です

● このことを図示すると，次のようになります．

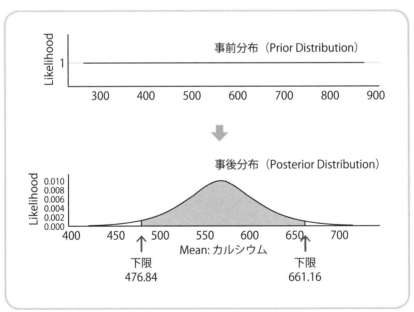

データの型・パターン 1.2

次のデータの型の場合，どのような医療統計があるのだろうか？

データの型・パターン 1.2

No.	時間 t	変数 $X(t)$
1	t_1	$x(t_1)$
2	t_2	$x(t_2)$
$\vdots$	$\vdots$	$\vdots$
N	t_N	$x(t_N)$

ホームズ！
時間という変数が
あるよ

データの型の特徴

● データの中に，時間という変数があります．

● このように時間と共に変化するデータを

　　　　時系列データ

といいます．

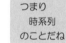

つまり
時系列
のことだね

● 時系列データは，次のように表現します．

時点 t	1	2	3	$\cdots$	$t-2$	$t-1$	t
時系列 X	$x(1)$	$x(2)$	$x(3)$	$\cdots$	$x(t-2)$	$x(t-1)$	$x(t)$

分析したいこと

● 時間と共に変化している様子を見たい

● 1 期先の予測値 $\hat{x}(t,\ 1)$ を求めたい

主な医療統計

はじめに確認しておきたいこと

● トレンドがあるかどうか？

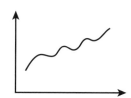

● 周期変動があるかどうか？

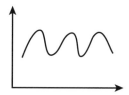

● 不規則変動かどうか？

不規則変動は
参考文献 [9] 第 7 章を参照してください

【データ】

次の表は，データの型・パターン 1.2 に対応しています．

表1.2　ある県における新型コロナ感染者数

時点	感染者数	時点	感染者数	時点	感染者数
1 週目	3	11 週目	555	21 週目	2543
2 週目	1	12 週目	1111	22 週目	123
3 週目	26	13 週目	756	23 週目	456
4 週目	45	14 週目	555	24 週目	1234
5 週目	89	15 週目	333	25 週目	2697
6 週目	227	16 週目	105	26 週目	4123
7 週目	146	17 週目	129	27 週目	5028
8 週目	27	18 週目	267	28 週目	5678
9 週目	53	19 週目	456	29 週目	4312
10 週目	123	20 週目	1589	30 週目	4176

ワトソン君，このデータについて説明してくれたまえ．

このデータは，ある県における 1 週間の
新型コロナ感染者数を調べた結果なんだ．

それで，君はどんなことを調べたいんだい？

もちろん，感染者数の変化がどのようになっているのか
調べたい．だから，
　　　1. 感染者数の変化をグラフで表現する
　　　2. 次の 1 週間後の感染者数を予測する
といったところだね．

1 グラフ表現

データの特徴を見るには，グラフ表現が最もすぐれた統計手法です．
時系列データの場合は，折れ線グラフが適しています．

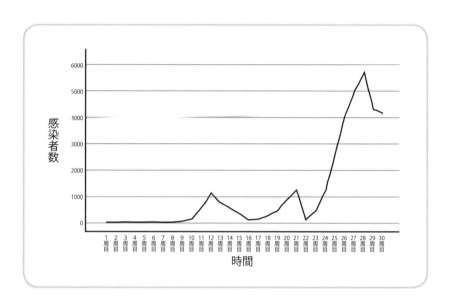

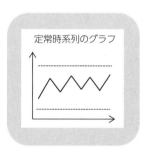

定常時系列のグラフ

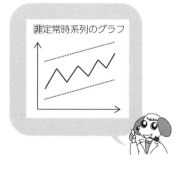

非定常時系列のグラフ

2 移動平均

　時系列データは，折れ線グラフを描いてもわかるように，
上下に変動を繰り返しています．

　そこで，時系列データの特徴を読みとるためには，

　　　　"上下の動きをおさえ，グラフを滑らかにしておく"

必要があります．

　その方法として，

　　　　　　　3項移動平均，5項移動平均，12項移動平均

などが有名です．

MA ＝ moving average
　　＝ 移動平均

■3項移動平均

　次のグラフは，3項移動平均のグラフです．

　3項移動平均とは，

　　　　"となりあった3つのデータの平均値を次々にとる"

という方法です．

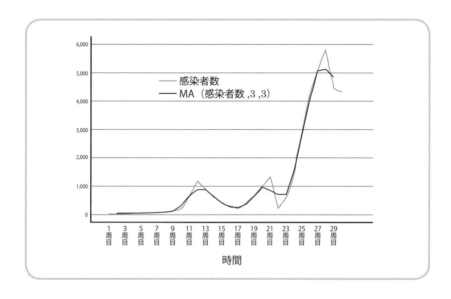

■5項移動平均

次のグラフは，5項移動平均のグラフです．

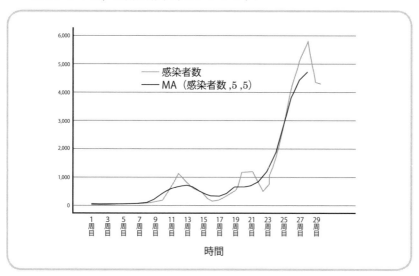

■12項移動平均

次のグラフは，12項移動平均のグラフです．

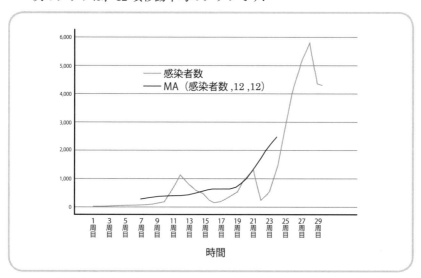

指数平滑化は，1期先の予測のための統計手法のひとつです．

時系列データ

$$\{\ x(1)\ \cdots\ x(t-3)\ \ x(t-2)\ \ x(t-1)\ \ x(t)\ \ \ \hat{x}(t,1)\ \ \}$$

       3 期前 2 期前 1 期前 現在 予測値？

に対し，時点 t における **1 期先の予測値**を $\hat{x}(t,1)$ とします．

このとき，適当な値アルファ α（$0 \leq \alpha \leq 1$）を使って，
時点 t における **1 期先の予測値** $\hat{x}(t,1)$ を

$$\hat{x}(t,1) = \alpha \times x(t) + \alpha(1-\alpha) \times x(t-1) + \alpha(1-\alpha)^2 \times x(t-2) + \cdots$$

のように計算する方法を**指数平滑化**といいます．

この方法は
不規則変動を取り除くので
"平滑化" と呼ばれているね

ところで，時点 $t-1$ における 1 期先の予測値は

$$\hat{x}(t-1,1) = \alpha \times x(t-1) + \alpha(1-\alpha) \times x(t-2) + \alpha(1-\alpha)^2 \times x(t-3) + \cdots$$

と表せるので

$$\begin{aligned}
\hat{x}(t,1) &= \alpha \times x(t) + \alpha(1-\alpha) \times x(t-1) + \alpha(1-\alpha)^2 \times x(t-2) + \cdots \\
&= \alpha \times x(t) + (1-\alpha) \times \{\alpha \times x(t-1) + \alpha(1-\alpha) \times x(t-2) + \cdots\} \\
&= \alpha \times x(t) + (1-\alpha) \times \hat{x}(t-1,1)
\end{aligned}$$

が成り立ちます．

$$\hat{x}(t,1) = \alpha \cdot x(t) + (1-\alpha) \cdot \hat{x}(t-1,1)$$

ホームズ！
この式は大切だね

●アルファ α の値をいろいろ変えて，最適な予測値を求めてみると
最適なパラメータ α は，次のような結果になります．

指数平滑法モデル パラメータ

	Estimate	Standard Error	t	Significance probability
アルファα	1.000	.186	5.382	< .001

↑
有意確率

この結果をみると，最適なパラメータは　α = 1.000 になっています．

ホームズ，指数平滑化法は
役に立たないんじゃないか？

●最適な 1 期先の予測値

予測

		31
感染者数	予測	4176.00
	UCL	5736.89
	LCL	2615.11

そんなことはないよ
ワトソン

予測値 $\hat{x}(t, 1)$ の式は，α = 1.000 の場合

$$\hat{x}(t, 1) = 1.000 \times x(t) + (1 - 1.000) \times \hat{x}(t-1, 1)$$
$$= x(t)$$

となって，

　　　1 期先の予測値＝現存の値

となります．

分析の手順は
参考文献 [18]
第8章参照

41

4 自己回帰 AR (*p*) モデル

定常時系列データ

$$\{ \quad x(1) \quad \cdots \quad x(t-p) \quad \cdots \quad x(t-2) \quad x(t-1) \quad x(t) \quad \hat{x}(t,1) \quad \}$$

↑	↑	↑	↑	↑
p 期前	2 期前	1 期前	現在	予測値

において

　　"時点 t における変動は

　　　　時点 $t-1$ から時点 $t-p$ までの影響を受けているのでは？"

と考えることができます.

　　そこで，時点 $t-1$ から時点 $t-p$ までの影響を

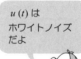

定数項を
含まないモデルです

$$x(t) = a_1 \times x(t-1) + a_2 \times x(t-2) + \cdots + a_p \times x(t-p) + u(t)$$

のように表現した式を，自己回帰 **AR**(*p*) モデルといいます.

■ 自己回帰 **AR**(1) モデルの性質

　性質 1　自己回帰 AR(1) モデルの式

$$x(t) = a_1 \times x(t-1) + u(t)$$

　性質 2　1 期先の予測値 $\hat{x}(t,1)$

$$\hat{x}(t,1) = a_1 \times x(t)$$

$u(t)$ は
ホワイトノイズ
だよ

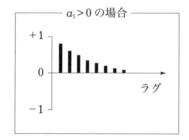

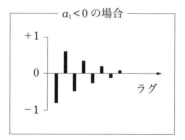

AR(1) モデルの自己相関係数のプロット

■ 自己回帰 AR（1）モデル

自己回帰 AR（1）モデルのパラメータ a_1 は，次のようになります.

ARIMA Model Parameters

		Estimate	t	Sig.
感染者数	Constant	1681.748	.905	.373
	AR　　Lag 1	(.951)	13.452	< .001
		↑ a_1		↑ 有意確率

自己回帰 AR（1）モデルの式（定数項を含む）は

$$\{x(t) - 1681.748\} = \boxed{0.951} \times \{x(t-1) - 1681.748\} + u(t)$$

となります.

● 1期先の予測値

1期先の予測値 $\hat{x}(t, 1)$ は，次のようになります.

Forecast

		31
感染者数	Forecast	(4054)
	UCL	5310
	LCL	2799

感染者は減る
という予想だよ
ホームズ

$\{\hat{x}(t, 1) - 1681.748\}$
$= 0.951 \times \{4176 - 1681.748\} + 0$
$\hat{x}(t, 1) = 4054$

分析の手順は
参考文献［18］
第 10 章参照

5 ARIMA (p, d, g) モデル

● 定常時系列データ

$$\{ \ x(1) \ \cdots \ x(t-p) \ \cdots \ x(t-3) \ \ x(t-2) \ \ x(t-1) \ \ x(t) \ \ \hat{x}(t,1) \ \}$$

p 期前	3 期前	2 期前	1 期前	現在	予測値?

に対し,

時点 t の値 $x(t)$ が

$$x(t) = a_1 \times x(t-1) + a_2 \times x(t-2) + \cdots + a_p \times x(t-p)$$
$$+ u(t) - b_1 \times u(t-1) - b_2 \times u(t-2) - \cdots - b_q \times u(t-q)$$

と表されるとき,この式を **ARMA**(p, q) モデルといいます.

● 非定常時系列データ

$$\{ \ x(1) \ \cdots \ x(t-p) \ \cdots \ x(t-3) \ \ x(t-2) \ \ x(t-1) \ \ x(t) \ \ \hat{x}(t,1) \ \}$$

p 期前	3 期前	2 期前	1 期前	現在	予測値?

に対して,差分(=階差)を次のように定義し,

$$1 \text{次の差分} \quad \varDelta x(t) = x(t) - x(t-1)$$
$$2 \text{次の差分} \quad \varDelta^2 x(t) = \varDelta x(t) - \varDelta x(t-1)$$

この d 次の差分に対して ARMA(p, q) モデルを適用したとき,

$$\textbf{ARIMA}(p, d, q) \text{モデル}$$

といいます.

　実際には,差分は 1 回,または 2 回までなので

$$\text{ARIMA}(p, 1, q) \quad \text{または} \quad \text{ARIMA}(p, 2, q)$$

を取り扱うのがふつうです.

> 差分をとると
> 非定常が定常に
> なるのかい?

> ボックス・ジェンキンス法によって
> 　モデルの同定,モデルの推定,モデルの診断
> をおこないます

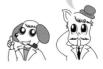

■ ARIMA（1, 1, 1）モデル

ARIMA（1, 1, 1）モデルのパラメータは，次のようになります．

ARIMA Model Parameters

		Estimate	SE	t	Sig.
感染者数	Constant	140.415	159.685	.879	.387
	AR Lag 1	.261	.592	.441	.663
	Difference	1			
	MA Lag 1	-.137	.623	-.219	.828

↑
有意確率

ARIMA（1, 1, 1）モデルの式（定数項を含む）は

差分を $y(t) = x(t) - x(t-1)$ としたとき

$$\{y(t) - 140.415\} = \boxed{0.261} \times \{y(t-1) - 140.415\}$$
$$+ u(t) - (\boxed{-0.137}) \times u(t)$$

となります．

分析の手順は
参考文献［18］第 13 章参照

● 1 期先の予測値

1 期先の予測値 $\hat{x}(t, 1)$ は，次のようになります．

Forecast

		31
感染者数	Forecast	4292
	UCL	5451
	LCL	3132

ワトソン君　こっちは
感染者は増える
という予測だ

データの型・パターン2

次のデータの型の場合，どのような医療統計があるのだろうか？

データの型・パターン2

グループA

No.	変数 X
1	x $(1, 1)$
2	x $(1, 2)$
$\vdots$	$\vdots$
N_1	x $(1, N_1)$

グループB

No.	変数 X
1	x $(2, 1)$
2	x $(2, 2)$
$\vdots$	$\vdots$
N_2	x $(2, N_2)$

↑
グループの番号

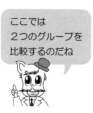

ここでは
2つのグループを
比較するのだね

データの型の特徴

● 2つのグループは同じ変数 X になっています

● 2つのグループ間に対応はありません

分析したいこと

● グループAとグループBの統計量の違いは？

● 2つのグループ間に差はあるのか？

主な医療統計

はじめに確認しておきたいこと

● データの種類　数値，名義，順序は？

● 2つの母集団の正規性は？

● 2つの母集団の等分散性は？

グループ A の
母分散 $\sigma_1{}^2$　$\overset{?}{=}$　グループ B の
母分散 $\sigma_2{}^2$

【データ】

次の表は，データの型・パターン2に対応しています．

表2.1

グループA			グループB		
No.	被験者	中性脂肪	No.	被験者	中性脂肪
1	A1	238	1	B1	366
2	A2	343	2	B2	461
3	A3	225	3	B3	254
4	A4	321	4	B4	251
5	A5	248	5	B5	193
6	A6	124	6	B6	339
7	A7	145	7	B7	173
8	A8	218	8	B8	348
9	A9	136	9	B9	473
10	A10	138	10	B10	257

母集団A

母平均 μ_2
母分散 σ_2^2

グループAの標本
{238 343 ... 138}

母集団B

母平均 μ_2
母分散 σ_2^2

グループBの標本
{366 461 ... 257}

ワトソン君
このデータについて
説明してくれたまえ

このデータは，グループが2つあって，
グループAは，日本料理の板前さん10人の中性脂肪
グループBは，フランス料理のシェフ10人の中性脂肪
なんだ.

すると，
母集団Aは「日本の日本料理の板前さんの中性脂肪」
母集団Bは「日本のフランス料理のシェフの中性脂肪」
ということかい？

その通りだよ．ホームズ.

ところで君は，どんな分析をしたいのかな？

2つのグループの基礎統計量や母平均の信頼区間を
調べてみたいんだ.

ワトソン君，グループが2つあるから，
"グループ間の差を調べる"というのはどうだい？

そうだね．ということは，
2つの母平均の差の検定も必要だね.

母集団の正規性や等分散性の検定もね！

1 基礎統計量

基礎統計量は，次のようになります．

			Statistic	
グループ A	Mean		213.60	←標本平均
	95% Confidence Interval for Mean	Lower Bound	157.84	←下限
		Upper Bound	269.36	←上限
	Median		221.50	←中央値
	Variance		6075.378	←標本分散
	Std. Deviation		77.945	←標準偏差
グループ B	Mean		311.50	
	95% Confidence Interval for Mean	Lower Bound	237.37	
		Upper Bound	385.63	
	Median		298.00	
	Variance		10739.167	
	Std. Deviation		103.630	

■ 正規性の検定

2つのグループの正規性の検定は，次のようになります．

Tests of Normality

	Kolmogorov-Smirnov [a]			Shapiro-Wilk		
	Statistic	df	Sig.	Statistic	df	Sig.
グループ A	.211	10	.200 *	.900	10	.217
グループ B	.201	10	.200 *	.930	10	.445

* This is a lower bound of the true significance.
[a] Lilliefors Significance Correction

↑ 有意確率

　シャピロ・ウィルクの有意確率 ☐ は，有意水準 0.05 より大きいので
2つのグループは，それぞれ母集団の正規性を仮定できます．

2 箱ひげ図

2つのグループの箱ひげ図は，次のようになります．

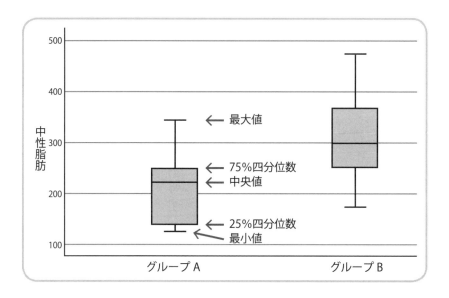

統計処理の第一歩は
"グラフ表現" で だよ
ワトソン君！

正規性の検定の手順は
参考文献 [12] 第 2 章 p.69 参照

3 2つの母平均の差の検定

2つの母平均の差の検定は，次のようになります．

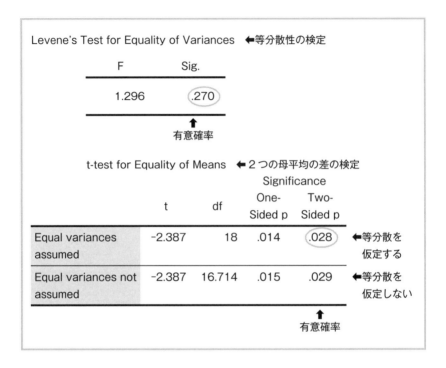

Levene's Test for Equality of Variances　←等分散性の検定

F	Sig.
1.296	.270

↑
有意確率

t-test for Equality of Means　← 2つの母平均の差の検定

	t	df	Significance One-Sided p	Significance Two-Sided p	
Equal variances assumed	-2.387	18	.014	.028	←等分散を仮定する
Equal variances not assumed	-2.387	16.714	.015	.029	←等分散を仮定しない

↑
有意確率

手順1. はじめに，2つの母分散が等しいかどうか調べます．

等分散性の検定

　　　　仮説 H_0：母集団の等分散を仮定する　　←$\sigma_1{}^2 = \sigma_2{}^2$
　　　　対立仮説 H_1：母集団の等分散を仮定しない

　　　有意確率 0.270 　＞　有意水準 0.05
なので，仮説 H_0 は棄却されません．
したがって，

　　　　　"2つの母分散は等しい"
と仮定します．

つまり
$\sigma_1{}^2 = \sigma_2{}^2$
だね

手順2. 次に，2つの母平均が等しいかどうか調べます．

2つの母平均の差の検定

仮説 H_0：2つの母平均 μ_1，μ_2 は等しい ← $\mu_1 = \mu_2$

対立仮説 H_1：2つの母平均 μ_1，μ_2 は異なる

両側有意確率 $\boxed{0.028}$ ≤ 有意水準 0.05

なので，仮説 H_0 は棄却されます．

したがって，

"2つのグループの中性脂肪は異なる"

ことがわかります．

分析の手順は
参考文献 [12] 第2章参照

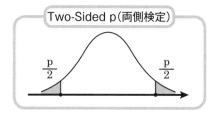

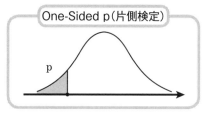

■効果サイズ

効果サイズは，次のようになります．

Independent Samples Effect Sizes

	Point Estimate	95% Confidence Interval Lower	Upper
Cohen's d	-1.068	-1.997	-.113
Hedges' correction	-1.022	-1.913	-.108
Glass's delta	-.945	-1.900	.052

Cohen's d uses the pooled standard deviation.
Hedges' correction uses the pooled standard deviation, plus a correction factor.
Glass's delta uses the sample standard deviation of the control (i.e., the second) group.

2つの母平均の差の区間推定は，次のようになります．

	Mean Difference	Std. Error Difference	95% Confidence Interval of the Difference	
			Lower	Upper
Equal variances assumed	-97.900	41.006	-184.049	-11.751
Equal variances not assumed	-97.900	41.006	-184.527	-11.273
			↑ 下限	↑ 上限

このデータは，等分散を仮定しています． ← p.52

したがって，2つの母平均の差の95％信頼区間は，
次のようになります．

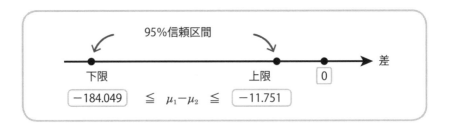

この図から，

母平均 μ_1 ＜ 母平均 μ_2

であることがわかります．

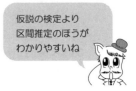

仮説の検定より
区間推定のほうが
わかりやすいね

2つのグループの母平均の区間推定は，それぞれ次のようになります．

Descriptives

グループ			Statistic	
グループ A	Mean		213.60	
	95% Confidence Interval for Mean	Lower Bound	157.84	←下限
		Upper Bound	269.36	←上限
グループ B	Mean		311.50	
	95% Confidence Interval for Mean	Lower Bound	237.37	
		Upper Bound	385.63	

● グループ A の母平均 μ_1 の 95%信頼区間

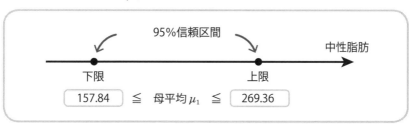

● グループ B の母平均 μ_2 の 95%信頼区間

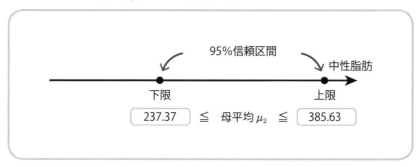

分析の手順は
参考文献 [12] 第 2 章参照

【データ】

次の表は，2つのグループの中性脂肪を測定した結果ですが，表2.1と少し異なります.

表2.2

グループA			グループB	
No.	中性脂肪		No.	中性脂肪
1	238		1	366
2	123		2	461
3	225		3	254
4	168		4	251
5	248		5	193
6	124		6	339
7	145		7	173
8	218		8	348
9	136		9	473
10	189		10	257

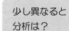

少し異なると
分析は？

■ 基礎統計量

基礎統計量は，次のようになります.

Group Statistics					
	グループ	N	Mean	Std. Deviation	Std. Error Mean
中性脂肪	A	10	181.40	48.544	15.351
	B	10	311.50	103.630	32.771
			↑ 標本平均	↑ 標本標準偏差	↑ 標準誤差

■ 正規性の検定

2つの母集団の正規性の検定は，次のようになります．

Tests of Normality

グループ	Kolmogorov-Smirnov			Shapiro-Wilk		有意確率 ↓
	Statistic	df	Sig.	Statistic	df	Sig.
A	.175	10	.200	.899	10	.215
B	.201	10	.200	.930	10	.445

仮説 H_0：母集団の正規性を仮定する

対立仮説 H_1：母集団の正規性を仮定しない

有意確率 ☐ ＞ 有意水準 0.05

なので，2つのグループの母集団の正規性を，それぞれ，仮定します．

■ 等分散性の検定

2つの母集団の等分散性の検定は，次のようになります．

Levene's Test for Equality of Variances

	F	Sig.
中性脂肪	6.544	.020

仮説 H_0：母集団の等分散性を仮定する

対立仮説 H_1：母集団の等分散性を仮定しない

有意確率 0.020 ≦ 有意水準 0.05

なので，仮説 H_0 は棄却されます．

したがって，

"母集団の等分散性を仮定しない"

となります．

そのときは
ウェルチの検定だよ！

ホームズ
等分散性を
仮定できないときは
どうなるんだい？

■ ウェルチの検定（等分散性が仮定できないとき）

ウェルチの検定は，次のようになります．

	t-test for Equality of Means			
			Significance	
	t	df	One-Sided p	Two-Sided p
Equal variances assumed	-3.595	18	.001	.002
Equal variances not assumed	-3.595	12.768	.002	.003

両側有意確率

仮説 H_0：2つの母平均は等しい

対立仮説 H_1：2つの母平均は異なる

両側有意確率 0.003 ≦ 有意水準 0.05

なので，仮説 H_0 は棄却されます．

したがって，

　　　　"2つのグループの中性脂肪は異なる"

ことがわかります．

■ 効果サイズ

効果サイズは，次のようになります．

Independent Samples Effect Sizes			
		95% Confidence Interval	
	Point Estimate	Lower	Upper
Cohen's d	-1.608	-2.611	-.571
Hedges' correction	-1.540	-2.501	-.547
Glass's delta	-1.255	-2.278	-.185

■2つの母平均の差の区間推定（等分散を仮定できないとき）

2つの母平均の差の区間推定は，次のようになります．

	Mean Difference	Std. Error Difference	95% Confidence Interval	
			Lower	Upper
Equal variances assumed	−130.100	36.188	−206.128	−54.072
Equal variances not assumed	−130.100	36.188	−208.424	−51.776

下限　　　　　　上限

平均の差の95%信頼区間を図示すると，次のようになります．

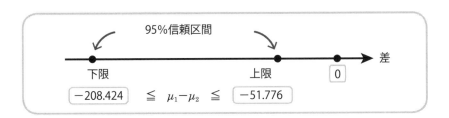

したがって，

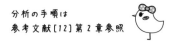

であることがわかります．

分析の手順は
参考文献[12]第2章参照

【データ】

次の表は，2つのグループを1つにまとめて
中性脂肪の数値の小さい順に順位をつけています．分析の手順は

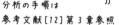

参考文献［12］第3章参照

表 2.3

グループA

被験者	中性脂肪	順位
1	398	19
2	123	1
3	225	9
4	168	5
5	248	10
6	124	2
7	145	4
8	218	8
9	136	3
10	189	6
	順位和	67

グループB

被験者	中性脂肪	順位
1	366	18
2	461	20
3	254	13
4	251	12
5	215	7
6	339	17
7	273	14
8	248	11
9	273	14
10	275	16
	順位和	143

■ 正規性の検定

中性脂肪について，正規性の検定をすると…

グループ	Kolmogorov-Smirnov			Shapiro-Wilk		
	Statistic	df	Sig.	Statistic	df	Sig.
A	.186	10	.200	.830	10	.033
B	.310	10	.007	.843	10	.048

↑
有意確率

よって，2つのグループの正規性は仮定できません．

■ ウィルコクスンの順位和検定（マン - ホイットニーの検定）

ウィルコクスンの順位和検定は,
次のようになります.

ノンパラメトリック検定
です

Independent-Samples Mann-Whitney U Test			
Total N		20	20
Mann-Whitney U		87.500	88.000
Wilcoxon W		142.500	143.000
Test Statistic		87.500	88.000
Standard Error		13.219	13.224
Standardized Test Statistic		2.837	2.874
Asymptotic Sig.(2-sided test)	漸近両側有意確率➡	.005	.004
Exact Sig.(2-sided test)	正確両側有意確率➡	.003	.003

↑中性脂肪　　↑順位

仮説 H_0：2つのグループの母集団は同じ
対立仮説 H_1：2つのグループの母集団は異なる

順位に置き換えて
心配はないのかい？

正確両側有意確率 0.003 ≦ 有意水準 0.05
なので, 仮説 H_0 は棄却されます.
したがって,

"2つのグループの中性脂肪は異なる"
ことがわかります.

W＝グループBの順位和
＝143

$$U = 143 - \frac{10 \times (10 + 1)}{2}$$
$$= 88$$

61

このデータは
表2.1です

■ ベイズ因子は，次のようになります．

Bayes Factor Independent Sample Test(Method = Rouder)[a]

	Mean Difference	Pooled Std. Error Difference	Bayes Factor[b]
中性脂肪	97.90	41.006	.411

[a] Assumes unequal variance between groups.
[b] Bayes factor: Null versus alternative hypothesis.

ベイズ因子の説明　　　　　　ベイズ因子

●ベイズ因子の説明は

　　　　帰無仮説 vs 対立仮説

となっているので，

$$\text{ベイズ因子 Bf}_{01} = \frac{\{\text{帰無仮説 } H_0 : \mu_2 = \mu_1\}}{\{\text{対立仮説 } H_1 : \mu_2 \neq \mu_1\}}$$

$$= \boxed{0.411}$$

となります．

●SPSS によるベイズ因子の評価表をみると，　　　☞ p.18

$$\frac{1}{3} < \boxed{0.411} < 1$$

なので，

　　　" 対立仮説 H_1 に対する不確かな証拠 "

であることがわかります

ホームズ
不確かな証拠　とは
どういう意味だい？

帰無仮説 H_0 よりも
対立仮説 H_1 のほうを
しぶしぶ支持する
という意味だよ

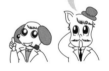

■ 事後分布の区間推定

平均の差の事後分布の区間推定は，つぎのようになります.

Posterior Distribution Characterization for Independent Sample Mean[a]

	Posterior Mean	Variance	95% Credible Interval Lower Bound	Upper Bound
中性脂肪	97.90	2161.870	5.52	190.28

[a] Prior for Variance: Diffuse. Prior for Mean: Diffuse.　下限　上限

平均の差の95%信用区間を図示すると，次のようになります.

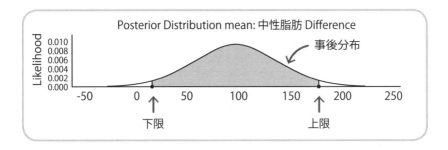

したがって，

$$5.52 \leqq \mu_2 - \mu_1 \leqq 190.28$$

なので，

$$母平均 \mu_1 < 母平均 \mu_2$$

であることがわかります.

グループAとグループBの事前分布は一様分布です

分析の手順は
参考文献 [15] 第6章参照

データの型・パターン3

次のデータの型の場合，どのような医療統計があるのだろうか？

データの型・パターン3

グループ A			グループ B			グループ C	
No.	変数 X		No.	変数 X		No.	変数 X
1	$x\,(1, 1)$		1	$x\,(2, 1)$		1	$x\,(3, 1)$
2	$x\,(1, 2)$		2	$x\,(2, 2)$		2	$x\,(3, 2)$
⋮			⋮			⋮	
N_1	$x\,(1, N_1)$		N_2	$x\,(2, N_2)$		N_3	$x\,(3, N_3)$

↑
グループの番号

データの型の特徴

● 3つのグループは同じ変数になっています

● 3つのグループ間に対応はありません

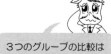
3つのグループの比較は
どうすればいいのかい？

分析したいこと

● 3つのグループ間に差があるかどうか？

● 差があるとしたら，どのグループとどのグループか？

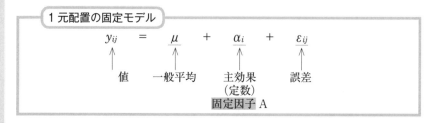

1元配置の固定モデル

$$y_{ij} \;=\; \mu \;+\; \alpha_i \;+\; \varepsilon_{ij}$$

値　　　一般平均　　　主効果　　　誤差
　　　　　　　　　　　（定数）
　　　　　　　　　　固定因子 A

主な医療統計

はじめに確認しておきたいこと

● 3つの母集団の正規性は？

● 3つの母集団の等分散性は？

$$\boxed{\begin{array}{c}\text{グループAの}\\\text{母分散}\ \sigma_1^2\end{array}} = \boxed{\begin{array}{c}\text{グループBの}\\\text{母分散}\ \sigma_2^2\end{array}} = \boxed{\begin{array}{c}\text{グループCの}\\\text{母分散}\ \sigma_3^2\end{array}}$$

等分散性を仮定できないときは
  ● ブラウン・フォーサイスの検定
または
  ● ウェルチの検定
だよ

【データ】

次の表は，データの型・パターン3に対応しています．

表 3.1

グループ A

被験者	麻酔時間
A1	43.6
A2	56.8
A3	27.3
A4	35.0
A5	48.4
A6	42.4
A7	25.3
A8	51.7

グループ B

被験者	麻酔時間
B1	27.4
B2	38.9
B3	59.4
B4	43.2
B5	15.9
B6	22.2
B7	52.4

グループ C

被験者	麻酔時間
C1	18.3
C2	21.7
C3	29.5
C4	15.6
C5	9.7
C6	16.0
C7	7.5

母集団 A

母平均 μ_1
母分散 σ_1^2

グループ A の標本

$\{43.6 \quad 58.6 \quad \cdots \quad 51.7\}$

母集団 B

母平均 μ_2
母分散 σ_2^2

グループ B の標本

$\{27.4 \quad 38.9 \quad \cdots \quad 52.4\}$

母集団 C

母平均 μ_3
母分散 σ_3^2

グループ C の標本

$\{18.3 \quad 21.7 \quad \cdots \quad 7.5\}$

グループが
3つ以上のときは
分散分析と
多重比較だね

ワトソン君，このデータについて，説明してくれたまえ．

このデータは，
　3種類の麻酔薬 A，B，C の持続時間を測定した結果
なんだ．

すると，
母集団は，3種類の麻酔薬の持続時間
ということかい？

その通りだよ，その3種類を比較したいんだ！

すると，A と B，A と C，B と C を
それぞれ比較するのかな？

ホームズ，このときの比較は
　●3つのグループA，B，C を一度に比較する
　　一元配置の分散分析
　●2組のグループ A と B，A と C，B と C を，
　　それぞれ比較する多重比較
の2通りがあるんだよ．

基礎統計量

3つのグループの基礎統計量は，次のようになります．

	N	Mean	Std. Deviation	Std. Error
麻酔薬 A	8	41.313	11.3201	4.0023
麻酔薬 B	7	37.057	16.0071	6.0501
麻酔薬 C	7	16.900	7.3763	2.7880
Total	22	32.191	15.7796	3.3642

標本平均　　標準偏差　　標準誤差

2 箱ひげ図

3つのグループの箱ひげ図は，次のようになります．

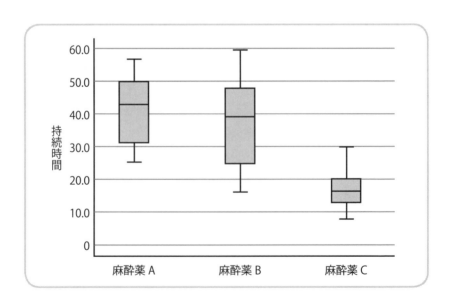

正規性の検定

3つのグループの正規性の検定は，次のようになります．

Tests of Normality

	Kolmogorov-Smirnov			Shapiro-Wilk		
	Statistic	df	Sig.	Statistic	df	Sig.
A	.163	8	.200 *	.950	8	.711
B	.155	7	.200 *	.963	7	.848
C	.144	7	.200 *	.962	7	.839

検定統計量　自由度　有意確率

　　仮説 H_0：母集団の正規性を仮定する

　対立仮説 H_1：母集団の正規性を仮定しない

　　　有意確率 [　　] ＞ 有意水準 0.05

のとき，母集団の正規性を仮定します．

等分散性の検定

3つのグループの等分散性の検定は，次のようになります．

Tests of Homogeneity of Variances

	Levene Statistic	df1	df2	Sig.
Based on Mean	2.774	2	19	.088
Based on Median	2.215	2	19	.137

検定統計量　　　　　　　　　　　有意確率

　　仮説 H_0：母集団の等分散を仮定する　　← $\sigma_1^2 = \sigma_2^2 = \sigma_3^2$

　対立仮説 H_1：母集団の等分散を仮定しない

　　　有意確率 [0.088] ＞ 有意水準 0.05

なので，3つの母分散が等しいと仮定します．

5 1元配置の分散分析（等分散性を仮定する）

1元配置の分散分析は，次のようになります.

ANOVA

	Sum of Squares	df	Mean Square	F	Sig.
Between Groups	2468.072	2	1234.036	8.493	.002
Within Groups	2760.826	19	145.307		
Total	5228.898	21			

平方和　　自由度　　平均平方　　検定統計量　有意確率

仮説 H_0：3つのグループの母平均に差はない　　←$\mu_1 = \mu_2 = \mu_3$

対立仮説 H_1：3つのグループの母平均に差がある

有意確率 0.002 ≦ 有意水準 0.05

なので，仮説 H_0 は棄却されます.

したがって，

"3種類の麻酔薬の麻酔時間に差がある"

ことがわかります.

分析の手順は
参考文献［12］第6章参照

■ 効果サイズ

効果サイズは，次のようになります.

ANOVA Effect Sizes

	Point Estimate	95% Confidence Interval	
		Lower	Upper
Eta-squared	.472	.093	.647
Epsilon-squared	.416	−.002	.609

■ テューキーの多重比較

テューキーの多重比較は，次のようになります．

Multiple Comparisons

	麻酔薬 (I)	麻酔薬 (J)	Mean Difference (I-J)	Std. Error	Sig.
Tukey HSD	A	B	4.2554	6.2387	.777
		C	24.4125 *	6.2387	.003
	B	C	20.1571 *	6.4433	.015

有意確率が 0.05 以下の組合せに，有意差があります．
したがって，有意差のある組合せは

{グループ A とグループ C}　　　{グループ B とグループ C}

となります．

> 多重比較をするとき
> 必ずしもはじめに
> 1 元配置の分散分析を
> しておく必要は
> ないのだよ

■ ボンフェローニの多重比較

ボンフェローニの多重比較は，次のようになります．

Bonferroni

(I) 麻酔薬	(J) 麻酔薬	Mean Difference (I-J)	Std. Error	Sig.
A	B	4.2554	6.2387	1.000
	C	24.4125 *	6.2387	.003
B	A	-4.2554	6.2387	1.000
	C	20.1571 *	6.4433	.017
C	A	-24.4125 *	6.2387	.003
	B	-20.1571*	6.4433	.017

* The mean difference is significant at the 0.05 level.

【データ】

次の表は，表 3.1 と少し異なります．

ホームズ
このデータは表 3.1 と
同じではなさそうだね

表 3.2

グループ A

被験者	麻酔時間
A1	43.6
A2	56.8
A3	27.3
A4	35.9
A5	48.4
A6	42.4
A7	25.3
A8	51.7

グループ B

被験者	麻酔時間
B1	27.4
B2	58.9
B3	19.4
B4	43.2
B5	15.9
B6	22.2
B7	52.4

グループ C

被験者	麻酔時間
C1	18.3
C2	21.7
C3	29.5
C4	15.6
C5	9.7
C6	16.1
C7	7.5

■ 基礎統計量

基礎統計量は，次のようになります．

	Mean	Std. Deviation	Std. Error	95% Confidence Interval for Mean Lower Bound	95% Confidence Interval for Mean Upper Bound
A	41.425	11.2527	3.9784	32.018	50.832
B	34.200	17.1586	6.4853	18.331	50.069
C	16.914	7.3744	2.7873	10.094	23.734
Total	31.327	15.8966	3.3892	24.279	38.375

標本平均　　標準偏差　　標準誤差　　信頼区間

■ 正規性の検定

3つのグループの正規性の検定は，次のようになります．

Tests of Normality

麻酔薬	Kolmogorov-Smirnov			Shapiro-Wilk		
	Statistic	df	Sig.	Statistic	df	Sig.
A	.160	8	.200 *	.951	8	(.722)
B	.225	7	.200 *	.895	7	(.300)
C	.144	7	.200 *	.963	7	(.844)

検定統計量 ↑   有意確率 ↑

仮説 H_0：母集団の正規性を仮定する

対立仮説 H_1：母集団の正規性を仮定しない

有意確率 ☐ ＞ 有意水準 0.05

のとき，母集団の正規性を仮定します．

> このデータは
> 等分散性のチェックが大切だよ
> ワトソン君

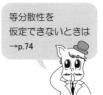

■ 等分散性の検定

等分散性の検定は，次のようになります．

Tests of Homogeneity of Variances

	Levene Statistic	df1	df2	Sig.
Based on Mean	5.085	2	19	(.017)
Based on Median	2.111	2	19	.149

仮説 H_0：母集団の等分散性を仮定する

対立仮説 H_1：母集団の等分散性を仮定しない

> 等分散性を
> 仮定できないときは
> →p.74

有意確率 0.017 ≦ 有意水準 0.05

なので，母集団の等分散性を仮定しません！

■1元配置の分散分析（等分散性を仮定しない）

等分散性を仮定しない1元配置の分散分析には

> ● ウェルチの検定
>
> ● ブラウン・フォーサイスの検定

があります.

Robust Tests of Equality of Means

	Statistic [a]	df1	df2	Sig.
Welch	12.886	2	11.571	.001
Brown-Forsythe	7.310	2	12.877	.008

[a] Asymptotically F distributed.

検定統計量　　　　　　　　　　　　　　　有意確率

> 仮説 H_0：3つのグループの母平均に差はない
>
> 対立仮説 H_1：3つのグループの母平均に差がある

有意確率 ☐ ≦ 有意水準 0.05

なので，仮説 H_0 は棄却されます.

したがって，

> "3種類の麻酔薬 A，B，C の麻酔持続時間に差がある"

ことがわかります.

分析の手順は
参考文献[12] 第6章参照

■ 多重比較（等分散性を仮定しない）

等分散性を仮定しない多重比較は，次のようになります．

Multiple Comparisons（Games-Howell）

(I) 麻酔薬	(J) 麻酔薬	Mean Difference (I-J)	Std. Error	Sig.
A	B	7.2250	7.6084	.623
	C	24.5107 *	4.8576	<.001
B	A	-7.2250	7.6084	.623
	C	17.2857	7.0589	.090
C	A	-24.5107 *	4.8576	<.001
	B	-17.2857	7.0589	.090

* The mean difference is significant at the 0.05 level.

ということは
有意差がある組合せは
グループＡとグループＣ
なんだね

＊印のある
組合せのところに
有意差があるのだよ

■ 効果サイズ

効果サイズは，次のようになります．

ANOVA Effect Sizes

		Point Estimate	95% Confidence Interval Lower	Upper
麻酔時間	Eta-squared	.439	.067	.623
	Epsilon-squared	.380	-.031	.583
	Omega-squared Fixed-effect	.369	-.030	.572
	Omega-squared Random-effect	.226	-.015	.400

7 クラスカル・ウォリスの検定と多重比較

【データ】

次の表は，3つのグループを1つにまとめて麻酔時間の小さい順に，順位をつけています.

ノンパラメトリック検定です

表3.3

グループ A

被験者	麻酔時間	順位
A1	43.6	17
A2	56.8	21
A3	27.3	10
A4	35.0	13
A5	48.4	18
A6	42.4	15
A7	25.3	9
A8	51.7	19
	順位和	122

グループ B

被験者	麻酔時間	順位
B1	27.4	11
B2	38.9	14
B3	59.4	22
B4	43.2	16
B5	15.9	4
B6	22.2	8
B7	52.4	20
	順位和	95

グループ C

被験者	麻酔時間	順位
C1	18.3	6
C2	21.7	7
C3	29.5	12
C4	15.6	3
C5	9.7	2
C6	16.0	5
C7	7.5	1
	順位和	36

■ 多重比較

多重比較は，次のようになります.

Pairwise Comparisons of 麻酔薬　　調整済み有意確率 ↓

	Test Statistic	Std. Error	Std. Test Statistic	Sig.	Adj. Sig. [a]
C-B	8.429	3.471	2.428	.015	.046
C-A	10.107	3.361	3.007	.003	.008
B-A	1.679	3.361	.499	.617	1.000

Each row tests the null hypothesis that the Sample 1 and Sample 2 distributions are the same.

Asymptotic significances (2-sided tests) are displayed. The significance level is .050.

[a] Significance values have been adjusted by the Bonferroni correction for multiple tests.

■ クラスカル・ウォリスの検定

クラスカル・ウォリスの検定は，次のようになります．

Independent-Samples Kruskal-Wallis Test Summary

Total N	22
Test Statistic	10.089 [a] ← 検定統計量
Degree Of Freedom	2
Asymptotic Sig.(2-sided test)	.006 ← 漸近両側有意確率

[a] The test statistic is adjusted for ties.

仮説 H_0：3つのグループの母集団は同じ

対立仮説 H_1：3つのグループの母集団は異なる

漸近両側有意確率 $\boxed{0.006}$ ≦ 有意水準 0.05

なので，仮説 H_0 は棄却されます．

したがって，

"3種類の麻酔薬の麻酔持続時間は異なる"

ことがわかります．

検定統計量 KW

$$= \frac{12}{22 \times (22 + 1)}\left(\frac{122^2}{8} + \frac{95^2}{7} + \frac{36^2}{7}\right) - 3 \times (22 + 1)$$

$$= 10.089$$

分析の手順は
参考文献 [12] 第 7 章
参考文献 [14] 第 3 章参照

8 ダネットの多重比較

【データ】

次のデータは，表 3.1 と同じですが，

麻酔薬 A ·············· 対照群

麻酔薬 B ·············· 実験群 1

麻酔薬 C ·············· 実験群 2

とします．

表 3.4

麻酔薬 A

No.	麻酔時間
1	43.6
2	56.8
3	27.3
4	35.0
5	48.4
6	42.4
7	25.3
8	51.7

麻酔薬 B

No.	麻酔時間
1	27.4
2	38.9
3	59.4
4	43.2
5	15.9
6	22.2
7	52.4

麻酔薬 C

No.	麻酔時間
1	18.3
2	21.7
3	29.5
4	15.6
5	9.7
6	16.0
7	7.5

●ダネットの多重比較は，次のような比較をおこないます．

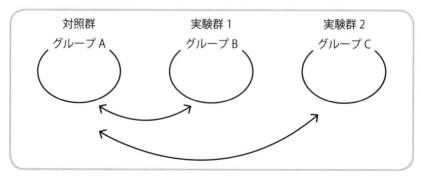

■ ダネットの多重比較

ダネットの多重比較は，次のようになります.

Multiple Comparisons

Dependent Variable：持続時間

	麻酔薬 (I)	麻酔薬 (J)	Mean Difference (I-J)	Std. Error	Sig.
Dunnett t (2-sided) [b]	B	A	-4.2554	6.2387	.727
	C	A	-24.4125 *	6.2387	.002

平均の差 ↑　　　有意確率 ↑

	麻酔薬 (I)	麻酔薬 (J)	95% Confidence Interval	
			Lower Bound	Upper Bound
Dunnett t (2-sided) [b]	B	A	-19.183	10.672
	C	A	-39.340	-9.485

* The mean difference is significant at the 0.05 level.
[b] Dunnett t-tests treat one group as a control, and compare all other groups against it.

下限 ↑　　　上限 ↑

したがって，有意差のある組合せは

　　　　｛グループ A とグループ C｝

になります.

ダネットの多重比較は
組合せの数が
テューキーの多重比較より少ないので
有意差が出やすくなります

分析の手順は
参考文献[14]第4,7章参照

9 ベイズ統計による推定と検定

■ ベイズ因子

ベイズ因子は，次のようになります．

このデータは
表3.1 です

ANOVA

持続時間	Mean Square	F	Sig.	Bayes Factor[a]
Between Groups	1234.036	8.493	.002	15.267
Within Groups	145.307			

[a] Bayes factor: JZS

ベイズ因子

● したがって，

$$\text{ベイズ因子 } Bf_{10} = \frac{\{\text{対立仮説 } H_1\}}{\{\text{帰無仮説 } H_0\}} = \boxed{15.267}$$

となります．

● SPSS によるベイズ因子の評価表をみると ……… ← p.18

$$10 \ < \ \boxed{15.267} \ < \ 30$$

なので，

" 対立仮説 H_1 に対する強い証拠 "

であることがわかります．

帰無仮説と対立仮説は
p.70 と同じです

分析の手順は参考文献 [15]
第9章を参照してください

■ 事後分布の区間推定

3つのグループの事後分布の区間推定は，次のようになります．

Posterior			95% Credible Interval	
Parameter	Mean	Variance	Lower Bound	Upper Bound
麻酔薬 A	41.313	20.300	32.392	50.233
麻酔薬 B	37.057	23.200	27.521	46.593
麻酔薬 C	16.900	23.200	7.364	26.436

Assume standard reference priors　↑下限　↑上限

麻酔薬Aの95%信用区間を図示すると，次のようになります．

事前分布は一様分布です

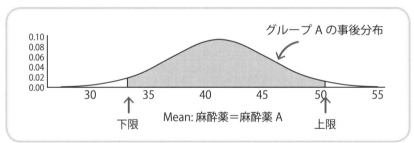

グループ A の事後分布

Mean: 麻酔薬＝麻酔薬 A
↑下限　　　↑上限

麻酔薬Cの95%信用区間を図示すると，次のようになります．

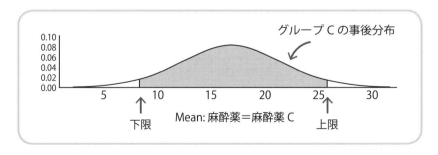

グループ C の事後分布

Mean: 麻酔薬＝麻酔薬 C
↑下限　　　↑上限

データの型・パターン4

次のデータの型の場合，どのような医療統計があるのだろうか？

データの型・パターン4

No.	グループ A_1	グループ A_2
	変数 X	変数 X
1	$x(1, 1)$	$x(2, 1)$
2	$x(1, 2)$	$x(2, 2)$
⋮	⋮	⋮
N	$x(1, N)$	$x(2, N)$

　　使用前　　　　使用後

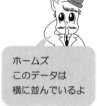

ホームズ
このデータは
横に並んでいるよ

データの型の特徴

● 2つのグループは同じ変数 X になっています

● 2つのグループは対応しています

分析したいこと

● グループ A_1 とグループ A_2 で統計量に違いはあるのか？

● グループ A_1 とグループ A_2 で測定値は変化しているか？

使用前・使用後で
対応がある
ということだね

はじめに確認しておきたいこと

● データの種類は数値，名義，順序？

● 母集団の正規性は？

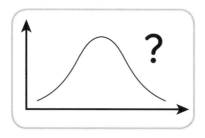

 ワトソン君，このデータの場合，
正規性の検定はどうすればいいと思うかい？

 このように対応のあるデータは，
差について正規性のチェックをすればいいと思うよ！

【データ】

次の表は，データの型・パターン 4 に対応しています．

表 4.1

No.	補給前	補給後	補給後—補給前
1	9.2	10.5	1.3
2	10.3	11	0.7
3	8.4	9.6	1.2
4	9.6	10.1	0.5
5	8.7	7.5	− 1.2
6	10.6	10.7	0.1
7	7.4	8.3	0.9
8	9	8.9	− 0.1
9	8.6	9.2	0.6
10	7.7	7.7	0.0
11	10.3	11.1	0.8
12	9.5	9.3	− 0.2
13	8.7	9.1	0.4
14	10.1	10.4	0.3
15	9.5	10.6	1.1

グループ A₁   グループ A₂   差

■ 基礎統計量

基礎統計量は，次のようになります．

	Mean	N	Std. Deviation	Std. Error Mean
補給後	9.600	15	1.1594	.2994
補給前	9.173	15	.9468	.2445

標本平均　　　　標準偏差　　　　標準誤差

ワトソン君，このデータについて説明してくれたまえ．

 このデータは，貧血の目安の一つとされる血色素量の
測定値なんだよ．
貧血で倒れる女子大学生が多いからねえ．

 グループが2つ並んでいるね．

 そうなんだ．鉄剤を服用する前と服用した後での
血色素量の数値なんだよ．

 ということは，鉄剤の服用で，
血色素量が増加したかどうか調べるんだね．

 その通りだよ，ホームズ．

■ 正規性の検定

差 についての正規性の検定は，次のようになります．

	Tests of Normality					
	Kolmogorov-Smirnov			Shapiro-Wilk		
	Statistic	df	Sig.	Statistic	df	Sig.
補給後−補給前	.101	15	.200	.940	15	.387

↑
有意確率

対応のある2つの母平均の差の検定

対応のある2つの母平均の差の検定は
次のようになります.

Paired Samples Test

	t	df	Significance	
			One-Sided p	Two-Sided p
補給後－補給前	2.543	14	.012	.023

      ↑   ↑   ↑
     検定統計量 自由度   両側有意確率

仮説 H_0：2つの母平均は等しい……   ← $\mu_1 = \mu_2$
対立仮説 H_1：2つの母平均は異なる

両側有意確率 0.023 ≦ 有意水準 0.05
なので，仮説 H_0 は棄却されます.

したがって,

  "鉄剤の服用前と服用後で血色素量が変化している"
ことがわかります.

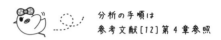

分析の手順は
参考文献 [12] 第4章参照

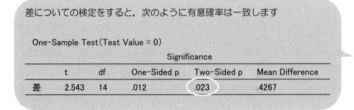

差についての検定をすると，次のように有意確率は一致します

One-Sample Test（Test Value = 0）

	t	df	Significance		Mean Difference
			One-Sided p	Two-Sided p	
差	2.543	14	.012	.023	.4267

■ 母平均の差の区間推定

平均の差の95％信頼区間は，次のようになります．

Paired Samples Test

			Paired Differences	
			95% Confidence Interval of the Difference	
	Mean	Std. Error Mean	Lower	Upper
補給後−補給前	.4267	.1677	.0669	.7865
	↑ 差の平均		↑ 下限	↑ 上限

つまり，母平均の差の95％信頼区間は

$$0.0669 \leqq 母平均\mu_2 - 母平均\mu_1 \leqq 0.7865$$

となります．

したがって，

$$\boxed{服用前の \\ 血色素量} \quad < \quad \boxed{服用後の \\ 血色素量}$$

であることがわかります．

> ホームズ
> 僕は仮説の検定より
> 区間推定のほうが
> わかりやすくていいよ

■ 効果サイズ

効果サイズは，次のようになります．

Paired Samples Effect Sizes

		Point Estimate
補給後−補給前	Cohen's d	.657
	Hedges' correction	.621

Cohen's d uses the sample standard deviation of the mean difference.
Hedges' correction uses the sample standard deviation of the mean difference, plus a correction factor.

■ Wilcoxon の符号付順位検定

ウィルコクスンの符号付順位検定は，次のようになります．

Related-Samples Wilcoxon Signed Rank Test

Total N	15
Test Statistic	88.000 ←検定統計量
Standard Error	15.922
Standardized Test Statistic	2.230
Asymptotic Sig.(2-sided test)	.026 ←漸近両側 有意確率

$$\text{仮説 } H_0 : \text{差の中央値} = 0$$
$$\text{対立仮説 } H_1 : \text{差の中央値} \neq 0$$

ノンパラメトリック
検定です

両側有意確率 $\boxed{0.026}$ ≦ 有意水準 0.05

なので，仮説 H_0 は棄却されます．

したがって，

　　　"鉄剤の補給前と補給後で血色素量が異なる"

ことがわかります．

Exact Sig は
ないのかい？

もちろん，あるよ
忘れちゃったんだ…

分析の手順は
参考文献 [12] 第 5 章参照

■ 符号検定

符号検定は，次のようになります．

Related-Samples Sign Test

Total N	15
Test Statistic	11.000[a] ←検定統計量
Standard Error	1.871
Standardized Test Statistic	1.871
Asymptotic Sig. (2-sided test)	.061 ←漸近両側 有意確率
Exact Sig. (2-sided test)	.057 ←正確両側 有意確率

[a] The exact p-value is computed based on the binomial
distribution because there are 25 or fewer cases.a

仮説 H_0：差の中央値 $= 0$
対立仮説 H_1：差の中央値 $\neq 0$

> ノンパラメトリック
> 検定です

両側有意確率 ⬚ ＞ 有意水準 0.05
なので，仮説 H_0 は棄却されません．

> ホームズ，この2つの
> 有意確率は異なるけど
> 君なら，どっちの検定にする？

> ワトソン君
> 仮説が棄却された方が
> 面白くないかい

このデータは
表 4.1 です

■ ベイズ因子

ベイズ因子は，次のようになります．

Bayes Factor for Related-Sample T Test

	N	Mean Difference	Std. Deviation	Std. Error Mean	Bayes Factor
補給後－補給前	15	.427	.6497	.1677	.405

Bayes factor: Null versus alternative hypothesis.

↑
ベイズ因子の説明

↑
ベイズ因子

● ベイズ因子の説明は

    帰無仮説 [   ] vs 対立仮説 [   ]

となっているので，

$$\text{ベイズ因子 } Bf_{01} = \frac{\{\text{帰無仮説 } H_0 : \mu_1 - \mu_2 = 0\}}{\{\text{対立仮説 } H_1 : \mu_1 - \mu_2 \neq 0\}}$$

$$= \boxed{0.405}$$

となります．

● SPSS によるベイズ因子の評価表をみると　　　☞ p.18

$$\frac{1}{3} < \boxed{0.405} < 1$$

なので，

    "対立仮説 H_1 に対する不確かな証拠"

であることがわかります．

分析の手順は
参考文献［15］第 15 章参照

■ 事後分布の区間推定

平均の差の事後分布の区間推定は，次のようになります．

Posterior Distribution Characterization for Related-Sample Mean Difference

	Posterior			95% Credible Interval	
	N	Mean	Variance	Lower Bound	Upper Bound
補給後－補給前	15	.427	.039	.032	.821

Prior on Variance: Diffuse. Prior on Mean: Diffuse.

下限　　　上限

よって，母平均の差の 95% 信用区間は

$$0.039 \leq \text{服用後} \mu_2 - \text{服用前} \mu_1 \leq 0.821$$

となるので，

"服用前と服用後で血色素量は増加している"

ことがわかります．

この 95% 信用区間を図示すると，次のようになります．

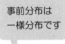

事前分布は
一様分布です

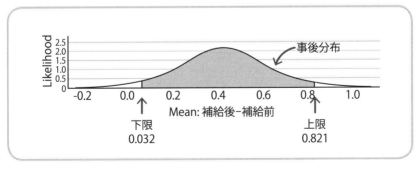

データの型・パターン 5.1

次のデータの型の場合，どのような医療統計があるのだろうか？

データの型・パターン 5.1

No.	グループ A_1	グループ A_2	グループ A_3
	変数 X	変数 X	変数 X
1	$x\,(1, 1)$	$x\,(2, 1)$	$x\,(3, 1)$
2	$x\,(1, 2)$	$x\,(2, 2)$	$x\,(3, 2)$
$\vdots$	$\vdots$	$\vdots$	$\vdots$
N	$x\,(1, N)$	$x\,(2, N)$	$x\,(3, N)$

  ↑   ↑   ↑
  1回目 2回目 3回目

ホームズ
変数が横に３つも
並んでいるよ？

データの型の特徴

● 対応している３つのグループは
すべて同じ変数 X になっています.

分析したいこと

● 1回目，2回目，3回目で統計量に違いは？

● 1回目，2回目，3回目で
測定値は変化しているか？

これは
研究の目的によって
反復測定
というのだよ

はじめに確認しておきたいこと

● 母集団の正規性は？

● 球面性は仮定してよいか？

球面性って
なんだい？

等分散性の親戚
みたいなものだよ

円
σ_2^2　σ_1^2

球
σ_3^2　σ_1^2　σ_2^2

【データ】

次の表は，データの型・パターン 5.1 に対応しています．

表 5.1

被験者	投与前	投与 1 分後	投与 5 分後	投与 10 分後	←被験者内因子
A	67	92	87	68	
B	92	112	94	90	
C	58	71	69	62	
D	61	90	83	66	
E	72	85	72	69	
平均値	70	90	81	71	

↑グループ A_1　↑グループ A_2　↑グループ A_3　↑グループ A_4

ワトソン
このデータについて
説明してくれたまえ

1 グラフ表現

4 つのグループのエラーバー付折れ線グラフは，次のようになります．

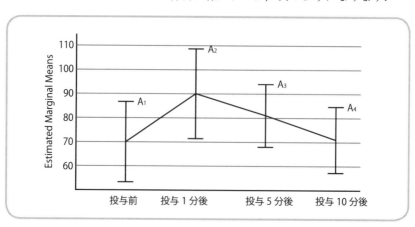

このデータは，薬物投与による心拍数を調べたものだよ．

5人の被験者がいて，測定値が横に4つ並んでいるね．

そうなんだ，これは，反復測定といって，
5人の被験者に対し，投与前，1分後，5分後，
10分後，の4回，測定している．

ということは，薬物投与によって，
心拍数が変化したかどうかを調べたいんだね．

その通りだ，ホームズ．

ワトソン，このデータは，4つのグループの
1元配置の分散分析をするのかい？

それが違うんだよ．このデータの分析は，
"反復測定による1元配置の分散分析"なんだ．

■ 基礎統計量

時間	Mean	Std. Error	95% Confidence Interval	
			Lower Bound	Upper Bound
1	70.000	6.008	53.318	86.682
2	90.000	6.611	71.646	108.354
3	81.000	4.658	68.066	93.934
4	71.000	4.899	57.398	84.602

2 反復測定による1元配置の分散分析

反復測定による1元配置の分散分析は
次のように2段階になっています.

手順1. モークリーの球面性の検定
手順2. 被験者内効果の検定

手順1. モークリーの球面性の検定

モークリーの球面性の検定は，次のようになります.

Mauchly's Test of Sphericit [a]				
	Mauchly's W	Approx. Chi-Square	df	Sig.
時間	.101	6.246	5	.310

有意確率

Epsilon [b]		
Greenhouse-Geisser	Huynh-Feldt	Lower-bound
時間	.555	.902	.333

Tests the null hypothesis that the error covariance matrix of the orthonormalized transformed dependent variables is proportional to an identity matrix.

[a] Design: Intercept
Within Subjects Design: 時間

[b] May be used to adjust the degrees of freedom for the averaged tests of significance. Corrected tests are displayed in the Tests of Within-Subjects Effects table.

Mauchly の球面性の仮説は，次のようになります．

仮説 H_0：球面性を仮定する
対立仮説 H_1：球面性を仮定しない

有意確率 $\boxed{0.310}$ ＞ 有意水準 0.05
なので，仮説 H_0 は棄却されません．

したがって，球面性を仮定します．

┌─ Epsilon ε の説明 ─────────────────────┐

モークリーの球面性の仮説が成り立たないときは
グリーンハウス・ゲイザーやホイン・フェルトのイプシロン
を利用して，F 分布の自由度を小さくします．

● グリーンハウス・ゲイザーの自由度
  df ＝ $\boxed{1.664}$ ＝ 3 × $\boxed{0.555}$

● ホイン・フェルトの自由度
  df ＝ $\boxed{2.706}$ ＝ 3 × $\boxed{0.902}$

次に，F 分布の有意確率を計算しなおします．

EXCEL 関数で有意確率を計算したいときは……

$$= 1 - \text{BETA. DIST}\left(T, \frac{\text{自由度} 1}{2}, \frac{\text{自由度} 2}{2}, \text{TRUE}\right)$$

$$\text{ただし，}\ T = \frac{\text{自由度} 1 \times \text{F 値}}{\text{自由度} 1 \times \text{F 値} + \text{自由度} 2}$$

└────────────────────────────────────┘

手順2. 被験者内効果の検定

被験者内効果の検定は，次のようになります．

Tests of Within-Subjects Effects

		df	Mean Square	F	Sig.
時間	Sphericity Assumed	3	443.333	17.500	<.001
	Greenhouse-Geisser	1.664	799.215	17.500	.003
	Huynh-Feldt	2.706	491.515	17.500	<.001
	Lower-bound	1.000	1330.000	17.500	.014
Error	Sphericity Assumed	12	25.333		
	Greenhouse-Geisser	6.657	45.669		
	Huynh-Feldt	10.824	28.087		
	Lower-bound	4.000	76.000		

ε による修正　　　　　　　　　　有意確率

■ 効果サイズ

効果サイズは，次のようになります．

Tests of Within-Subjects Effects

		Partial Eta Squared	Observed Power
時間	Sphericity Assumed	.814	1.000
	Greenhouse-Geisser	.814	.981
	Huynh-Feldt	.814	.999
	Lower-bound	.814	.872

効果サイズ　　　　検出力

被験者内効果の検定の仮説は，次のようになります．

仮説 H_0：4つのグループの母平均は等しい　←$\mu_1 = \mu_2 = \mu_3 = \mu_4$

対立仮説 H_1：4つのグループの母平均は異なる

有意確率　$<$　$\boxed{0.001}$　$\leqq$　有意水準 0.05

なので，仮説 H_0 は棄却されます．

したがって，

　　　"投与前，投与 1 分後，投与 5 分後，投与 10 分後で
　　　　心拍数は変化している"

ことがわかります．

つまり，
"この薬物は
　心拍数に影響を与えている"
ということになるのかい？

その通りだよ
ワトソン

p.94 の折れ線グラフを
見たまえ

分析の手順は
参考文献[12]第 8 章参照
参考文献[14]第 4 章参照

3 多重比較

■ ボンフェローニの多重比較

全ての組合せによる多重比較は，次のようになります．

Pairwise Comparisons

(I) 時間	(J) 時間	Mean Difference (I-J)	Std. Error	Sig.[b]
投与前	投与 1 分後	-20.000 *	3.194	.020
	投与 5 分後	-11.000	4.494	.424
	投与 10 分後	-1.000	1.581	1.000
投与 1 分後	投与前	20.000 *	3.194	.020
	投与 5 分後	9.000	2.881	.212
	投与 10 分後	19.000 *	2.898	.017
投与 5 分後	投与前	11.000	4.494	.424
	投与 1 分後	-9.000	2.881	.212
	投与 10 分後	10.000	3.347	.242
投与 10 分後	投与前	1.000	1.581	1.000
	投与 1 分後	-19.000 *	2.898	.017
	投与 5 分後	-10.000	3.347	.242

[b] Adjustment for multiple comparisons: Bonferroni.

↑
有意確率

星印＊のある組合せに，有意差があります．

したがって，有意差のある組合せは，

　　{投与前　と　投与 1 分後}　　{投与 1 分後　と　投与 10 分後}
になります．

■ ダネットの多重比較

投与前を**対照群**とすると，次のようになります。

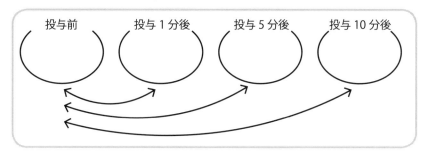

そこで，くり返しのない 2 元配置の分散分析 を適用して
ダネットの多重比較をしてみると，次のようになります．

Multiple Comparisons

Dunnett t (2-sided) [a]

時間 (I)	時間 (J)	Mean Difference (I-J)	Std. Error	Sig.
投与 1 分後	投与前	20.00 *	3.183	<.001
投与 5 分後	投与前	11.00 *	3.183	.012
投与 10 分後	投与前	1.00	3.183	.978

Based on observed means.
The error term is Mean Square(Error) = 25.333.　　　　　↑
　　　　　　　　　　　　　　　　　　　　　　　　　　有意確率
* The mean difference is significant at the 0.05 level.
[a] Dunnett t-tests treat one group as a control, and compare all other groups against it.

したがって，有意差のある組合せは

　　　{投与前と投与 1 分後}

　　　{投与前と投与 5 分後}

となります．

分析の手順は
参考文献 [12] 第 8 章参照

フリードマンの検定

■ フリードマンの検定

フリードマンの検定は，次のようになります．

> ノンパラメトリック
> 検定です

Related-Samples Friedman's Two-Way Analysis of Variance by Ranks Summary	
Total N	5
Test Statistic	12.918 |←検定統計量
Degree Of Freedom	3
Asymptotic Sig.(2-sided test)	.005 |←漸近両側有意確率

仮説 H_0：4つのグループの母集団は同じ

対立仮説 H_1：4つのグループの母集団は異なる

漸近両側有意確率 0.005 ≦ 有意水準 0.05

なので，仮説 H_0 は棄却されます．

したがって，

" 投与前，投与1分後，投与5分後，投与10分後で
心拍数は異なっている "

ことがわかります．

> ホームズ
> ノンパラメトリック検定の仮説は
> パラメトリック検定のときと
> 表現が違うんだね！

> 平均値ではなく
> 中央値の比較だからね！

■ 多重比較（すべての組合せ）

多重比較は，次のようになります．

Pairwise Comparisons				調整済み 有意確率 ↓
	Test Statistic	Std. Test Statistic	Sig.	Adj. Sig.[a]
投与前 - 投与 10 分後	-.100	-.122	.903	1.000
投与前 - 投与 5 分後	-1.400	-1.715	.086	.518
投与前 - 投与 1 分後	-2.500	-3.062	.002	.013
投与 10 分後 - 投与 5 分後	1.300	1.592	.111	.668
投与 10 分後 - 投与 1 分後	2.400	2.939	.003	.020
投与 5 分後 - 投与 1 分後	1.100	1.347	.178	1.000

Each row tests the null hypothesis that the Sample 1 and Sample 2 distributions
are the same.
Asymptotic significances (2-sided tests) are displayed. The significance level is
.050.
[a] Significance values have been adjusted by the Bonferroni correction for
multiple tests.

調整済み有意確率のところをみると

有意差のある組合せは

　　　{投与前　と　投与 1 分後}　　　{投与 1 分後　と　投与 10 分後}

となります．

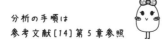
分析の手順は
参考文献 [14] 第 5 章参照

5 ベイズ統計による推定と検定

■ ベイズ因子

ベイズ因子は，次のようになります．

Bayes Factor and Test of Sphericity

	Bayes Factor[a]	Mauchly's W	Approx. Chi-Square	df	Sig.
			Mauchly's Test of Sphericity		
Within-Subject Effect	232.338	.101	6.246	5	.310

[a] Method: Rouder's method. Number of Samples: 5. Seed: 1248774681. Testing model. versus null model.

↑
ベイズ因子の説明

● ベイズ因子の説明をみると

$$\boxed{\text{検定モデル}} \quad \text{vs} \quad \boxed{\text{零モデル}}$$

となっているので

$$\text{ベイズ因子 } \mathrm{Bf}_{10} = \frac{\{検定モデル\}}{\{零モデル\}} = \boxed{232.338}$$

となります．

> Rouder 法は
> 計算のたびに
> ベイズ因子の値が
> 少し変わります

● SPSS によるベイズ因子の評価表をみると　　　☞ p.18

$$\boxed{232.338} \;>\; 100$$

なので，

　　　"検定モデルに対する最高レベルの証拠"

となります．

> つまり！
> "薬物投与によって，
> 心拍数は変化する"
> ということだね

■ 事後分布の区間推定

事後分布の 95％信 用 区間は，次のようになります．

Bayesian Estimates of Group Means[a]				
Dependent Variables	Posterior Mean	Variance	95% Credible Interval Lower Bound	Upper Bound
投与前	70.00	25.100	60.18	79.82
投与1分後	90.00	25.100	80.18	99.82
投与5分後	81.00	25.100	71.18	90.82
投与10分後	71.00	25.100	61.18	80.82

[a] Posterior distribution was estimated based on the Bayesian Central Limit Theorem.

↑ 下限　　↑ 上限

ホームズ，零モデル，検定モデルって，なんなんだい？

● 零モデル：$\mu_1 = \mu_2 = \mu_3 = \mu_4$
● 検定モデル：少なくとも1か所，$\mu_i \neq \mu_j$
のことだよ！

分析の手順は
参考文献[15]第11章参照

次のデータの型の場合，どのような医療統計があるのだろうか？

データの型・パターン 5.2

グループ A

No.	1回目	2回目	3回目
	変数 X	変数 X	変数 X
1	$x(1, 1, 1)$	$x(1, 2, 1)$	$x(1, 3, 1)$
2	$x(1, 1, 2)$	$x(1, 2, 2)$	$x(1, 3, 2)$
$\vdots$	$\vdots$	$\vdots$	$\vdots$
N_1	$x(1, 1, N_1)$	$x(1, 2, N_1)$	$x(1, 3, N_1)$

反復測定のデータが
2 組もあるよ
ホームズ

グループ B

No.	1回目	2回目	3回目
	変数 X	変数 X	変数 X
1	$x(2, 1, 1)$	$x(2, 2, 1)$	$x(2, 3, 1)$
2	$x(2, 1, 2)$	$x(2, 2, 2)$	$x(2, 3, 2)$
$\vdots$	$\vdots$	$\vdots$	$\vdots$
N_1	$x(2, 1, N_2)$	$x(2, 2, N_2)$	$x(2, 3, N_2)$

データの型の特徴

- 横方向に対応があります

- グループ A とグループ B に対応はありません

- 対応のある因子と対応のない因子の 2 元配置です

分析したいこと

● グループ A とグループ B とで

変化のパターンに違いがあるかどうか？

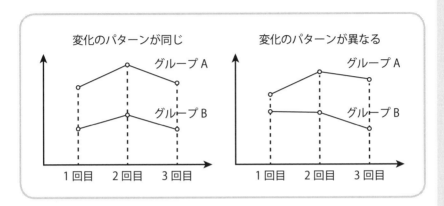

変化のパターンが同じ　　　　　変化のパターンが異なる

グループ A　　　　　　　　グループ A

グループ B　　　　　　　　グループ B

1 回目　2 回目　3 回目　　　　1 回目　2 回目　3 回目

変化のパターンの
違いを調べるときは

交互作用の検定を
利用します

主な医療統計

【データ】

次の表は，データの型・パターン 5.2 に対応しています．

表 5.2

グループ A 　　　　　　　　正常な人のグループのインスリン

被験者	投与前	60 分後	120 分後	180 分後	←時間
A1	9.7	40.5	32.5	15.4	
A2	10.1	36.5	35.1	17.5	
A3	9.4	43.5	28.8	19.2	
A4	8.9	38.7	33.8	14.1	
A5	11.1	45.3	36.1	18.9	

グループ B 　　　　　　　　境界型の人のグループのインスリン

被験者	投与前	60 分後	120 分後	180 分後	←時間
B1	7.4	35.7	34.3	23.9	
B2	5.6	30.4	27.4	21.5	
B3	6.4	38.4	35.1	26.7	
B4	8.8	33.9	30.9	28.7	
B5	5.9	31.1	32.9	27.2	

グループ C 　　　　　　　　糖尿病の人のグループのインスリン

被験者	投与前	60 分後	120 分後	180 分後	←時間
C1	5.4	10.1	15.4	14.7	
C2	6.2	15.9	20.8	16.2	
C3	5.5	18.8	19.4	17.1	
C4	3.9	19.1	19.8	15.6	
C5	4.9	11.3	12.4	10.5	

ワトソン君，このデータについて説明してくれたまえ．

いいよ，ホームズ．
このデータは，3 つのグループについて，
それぞれインスリンの反復測定をしているよ．

ということは，3 つのグループのインスリンが
変化しているかどうか調べるのかい？

その通りだよホームズ．
そして，グループが 3 つあるから，
それぞれのグループの
変化のパターンが同じかどうか調べるんだ．

変化のパターンが同じかどうかは
どのようにして調べるんだい？

これはわかりにくいんだけど，
交互作用の検定を利用するらしい．
　●交互作用が存在しなければ，
　　パターン変化のパターンは同じ
　●交互作用が存在すれば，
　　変化のパターンは異なる
　　というわけなんだ．

ワトソン君，このパターン 5.2 の分析は，
かなり複雑になりそうだね．

反復測定による 2 元配置の分散分析の手順は

　　手順 1.　モークリーの球面性の検定

　　手順 2.　被験者内効果の検定

となります.

手順 1. モークリーの球面性の検定

　モークリーの球面性の検定は，次のようになります.

| Within Subjects Effect | Mauchly's Test of Sphericity | | | 有意確率 ↓ |
	Mauchly's W	Approx. Chi-Square	df	Sig.
時間	.746	3.148	5	.678

| | Epsilon | | |
	Greenhouse-Geisser	Huynh-Feldt	Lower-bound
時間	.861	1.000	.333

　　仮説 H_0：球面性を仮定する

　対立仮説 H_1：球面性を仮定しない

　　　　有意確率 0.678　＞　有意水準 0.05

なので，仮説 H_0 は棄却されません.

　したがって，球面性を仮定します.

仮説 H_0 が棄却されるときは
グリーンハウス-ゲイザーや
ホイン・フェルトのイプシロンを
使って，F 分布の有意確率を
計算しなおします

手順2. 被験者内効果の検定（交互作用の項に注目!!）

被験者内効果の検定は，次のようになります．

Tests of Within-Subjects Effects

Source		df	F	Sig.
時間	Sphericity Assumed	3	323.114	<.001
	Greenhouse-Geisser	2.582	323.114	<.001
	Huynh-Feldt	3.000	323.114	<.001
	Lower-bound	1.000	323.114	<.001
時間*グループ	Sphericity Assumed	6	36.840	<.001
	Greenhouse-Geisser	5.165	36.840	<.001
	Huynh-Feldt	6.000	36.840	<.001
	Lower-bound	2.000	36.840	<.001

↑
有意確率

ここでは，交互作用項の項

　時間＊グループ

に注目します

　　仮説 H_0：交互作用は存在しない
　対立仮説 H_1：交互作用が存在する

　　　有意確率 ＜ 0.001 ≦ 有意水準 0.05

なので，仮説 H_0 は棄却されます．

　したがって，時間とグループの間に交互作用が存在するので，
　　　"3つのグループのインスリンの変化のパターンは異なる"
ことがわかります．　☞　p.113

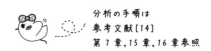

分析の手順は
参考文献 [14]
第7章, 15章, 16章参照

111

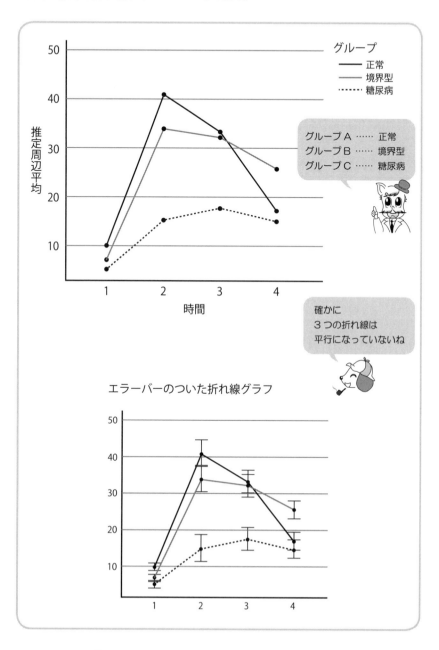

エラーバーのついた折れ線グラフ

この 3 本の線は，それぞれのグループの変化のパターンを示しています．

グループⒶ

　正常なグループでは，投与後 60 分でインスリンが増加しますが，
180 分後には投与前の状態にもどっています．

グループⒷ

　境界型のグループでは，投与後 180 分たってもインスリンが
あまり減少していません．

グループⒸ

　糖尿病のグループでは，投与後もインスリンは
それほど増加していません．

つまり，3 つのグループの変化のパターンはそれぞれ異なっています！
これが

　　　時間とグループの交互作用

なのです．

したがって，交互作用の存在は，

　　　　"3 つのグループの変化のパターンに違いがある"

ということを示しています．

変化のパターンが
同じときは…

折れ線は
平行になります！

■ グループ間の差の検定の説明

●交互作用が**ある**場合

次の図のように，グループ間の差の検定は意味がありません．

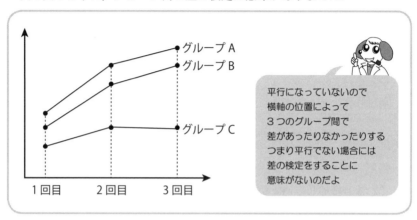

平行になっていないので
横軸の位置によって
3つのグループ間で
差があったりなかったりする
つまり平行でない場合には
差の検定をすることに
意味がないのだよ

●交互作用が**ない**場合

次の図のように，グループ間の差の検定は意味があります．

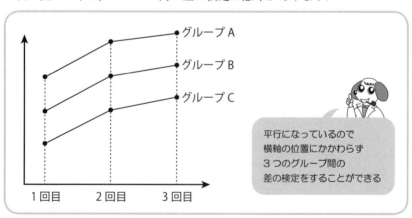

平行になっているので
横軸の位置にかかわらず
3つのグループ間の
差の検定をすることができる

3つのグループの多重比較は，次のようになります．

Multiple Comparisons

	グループ (I)	グループ (J)	Mean Difference (I-J)	Std. Error	Sig.
Tukey HSD	正常	境界型	.645	1.2904	.873
		糖尿病	12.105 *	1.2904	<.001
	境界型	正常	-.645	1.2904	.873
		糖尿病	11.460 *	1.2904	<.001
	糖尿病	正常	-12.105 *	1.2904	<.001
		境界型	-11.460 *	1.2904	<.001
Bonferroni	正常	境界型	.645	1.2904	1.000
		糖尿病	12.105 *	1.2904	<.001
	境界型	正常	-.645	1.2904	1.000
		糖尿病	11.460 *	1.2904	<.001
	糖尿病	正常	-12.105 *	1.2904	<.001
		境界型	11.460 *	1.2904	<.001

The error term is Mean Square(Error) = 4.163.
* The mean difference is significant at the .05 level.

↑
有意確率

有意確率 ☐ が有意水準 0.05 以下の組合せに，有意差がありますが，交互作用が存在しているのでこの多重比較は，あまり意味がありません．

3 線型混合モデルと反復測定分散分析の比較

次の表は，データの型・パターン 5.2 に対応していますが，ところどころに，**欠損値** があります．

表 5.3

グループ A　　　　　　　　　正常な人のグループ

被験者	投与前	1 時間後	2 時間後	3 時間後	←時間
A_1	4.24	4.71	—	3.58	←欠損値
A_2	3.78	4.15	4.41	5.45	
A_3	5.10	4.83	4.20	3.92	
A_4	2.72	3.72	2.80	2.50	
A_5	3.44	4.29	4.19	2.97	
A_6	4.31	4.37	3.30	2.83	

グループ B　　　　　　　　　境界型の人のグループ

被験者	投与前	1 時間後	2 時間後	3 時間後	←時間
B_1	5.68	—	4.29	4.13	←欠損値
B_2	7.64	—	11.80	5.45	←欠損値
B_3	4.54	6.42	7.62	8.06	
B_4	7.80	8.07	5.58	5.57	
B_5	2.82	4.59	4.12	3.16	
B_6	5.51	5.09	5.92	3.56	

グループ C　　　　　　　　　糖尿病の人のグループ

被験者	投与前	1 時間後	2 時間後	3 時間後	←時間
C_1	4.39	4.93	4.22	—	←欠損値
C_2	5.16	5.95	6.51	—	←欠損値
C_3	3.94	5.09	6.18	—	←欠損値
C_4	4.92	5.83	4.91	4.40	
C_5	2.30	3.01	2.69	1.73	
C_6	3.50	3.68	5.02	3.07	

【線型混合モデルによる分析・その1】

混合モデルによる分析を行うと
次のように被験者数は 18 のままです.

混合モデルでは
欠損値があっても
被験者数は
変わらないんだね

Model Dimension

		Numder of levels	Covariance Structure	Number of parameters	Number of Subjects	
Fixed Effects	Intercept	1		1		
	グループ	3		2		
	時間	4		3		
	グループ*時間	12		6		
Repeated Effects	時間	4	Compound Symmetry	2	18	←①
Total		24		14		

【反復測定による2元配置の分散分析・その1】

反復測定による2元配置の分散分析をおこなうと
次のように, 被験者数は 12 になります.

Between-Subjects Factor

		Value Label	N	
グループ	1	グループ A	5	
グループ	2	グループ B	4	←①
グループ	3	グループ C	3	

$$5 + 4 + 3 = \boxed{12}$$

反復測定の場合
被験者数は
6つ減っているぞ！

【線型混合モデルによる分析・その2】

これは
混合モデル

Type Ⅲ Tests of Fixed Effects [a]

	Numerator df	Denominator df	F	Sig.
Intercept	1	15.078	262.560	.000
グループ	2	15.070	4.364	.032 ←③
時間	3	39.495	3.864	.016
グループ*時間	6	39.405	.494	.809 ←②

[a] Dependent Variable：測定値

混合モデル② 　交互作用の検定

　　　仮説 H_0：グループと時間の間に交互作用は存在しない.

　対立仮説 H_1：グループと時間の間に交互作用が存在する.

　　　　有意確率 0.809 ＞有意水準 0.05 なので，仮説 H_0 は棄却されません.
したがって

　　　　"グループと時間の間に交互作用は存在しない"
と考えられます.

混合モデル③ 　グループ間の差の検定

　　　仮説 H_0：グループ間に差はない.

　対立仮説 H_1：グループ間に差がある.

　　　　有意確率 0.032 ≦有意水準 0.05 なので，仮説 H_0 は棄却されます.

したがって，グループ間に差があります.

ホームズ！
混合モデル③では
有意差がでたぞ

【反復測定による 2 元配置の分散分析・その 2】

Tests of Within-Subjects Effects

		Type III Sum of Squares	df	Mean Square	F	Sig.	
時間	Sphericity Assumed	5.918	3	19.73	2.438	.086	
	Greenhouse-Geisser	5.918	1.681	3.521	2.438	.127	
	Huynh-Feldt	5.918	2.483	2.384	2.438	.100	
時間*グループ	Sphericity Assumed	1.181	6	.197	.243	.958	←②
	Greenhouse-Geisser	1.181	3.362	.351	.243	.884	
	Huynh-Feldt	1.181	4.965	.238	.243	.938	

Tests of Between-Subjects Effects

	Type III Sum of Squares	df	Mean Square	F	Sig.	
Intercept	882.455	1	882.455	172.676	.000	
グループ	31.052	2	15.526	.3038	.098	←③
Error	45.994	9	5.110			

> これは反復測定

反復測定②　交互作用の検定

　仮説 H_0：グループと時間の間に交互作用は存在しない.

　有意確率 0.958 ＞有意水準 0.05 なので，仮説 H_0 は棄却されません.
したがって

　　　　"グループと時間の間に交互作用は存在しない"

と考えられます.

> 反復測定③では有意差がでないねえ

反復測定③　グループ間の差の検定

　仮説 H_0：グループ間に差はない.

　有意確率 0.098 ＞有意水準 0.05 なので，仮説 H_0 は棄却されません.
したがって，グループ間に差があるとはいえません.

【線型混合モデルによる分析・その3】

こちらは
混合モデル

推定値 [a]

グループ	Square	Std. Error	df	95% Credible Interval Lower Bound	Upper Bound
グループ A	3.909	.798	14.525	2.845	4.972
グループ B	5.887	.502	14.977	4.818	6.956
グループ C	4.307	.508	15.738	3.228	5.386

[a] 従属変数：測定値

ペアごとの対比較

(I)	(J)	Mean Difference(I-J)	Std. Error	df	Sig[c]
A	B	−1.978 *	.707	14.751	.041 ←④
	C	−.398	.711	15.128	1.000
B	A	19.78	.707	14.751	.041
	C	1.580	.714	15.356	.127
C	A	.398	.711	15.128	1.000
	B	−1.580	.714	15.356	.127

[c]Adjustment for multiple comparisons：Bonferroni

混合モデル④　ボンフェローニの修正による多重比較

＊のある組合せに，有意差があります．

|グループ A　と　グループ B|

ワトソン
混合モデル④では
有意差がでたよ！

【反復測定による 2 元配置の分散分析・その 3】

こちらは
反復測定

Multiple Comparisons

Bonferroni

(I)	(J)	Mean Difference(I-J)	Std. Error	Sig.	
A	B	−1.6629	.75824	.168	
	C	.1090	.82547	1.000	←④
D	A	1.6629	.75824	.168	
	C	1.7719	.86329	.211	
C	A	−.1090	.82547	1.000	
	B	−1.7719	.86329	.211	

The error term is Mean Square（Error）= 1.278 です。

反復測定④　ボンフェローニの修正による多重比較

　　有意差のある組合せはありません

ホームズ
反復測定④では
有意差がでないよ！

分析の手順は
参考文献［14］第 16 章参照

データの型・パターン6

次のデータの型の場合，どのような医療統計があるのだろうか？

データの型・パターン6

No.	X_1	X_2	← 異なる変数
1	$x_1 (1)$	$x_2 (1)$	
2	$x_1 (2)$	$x_2 (2)$	
⋮	⋮	⋮	
N	$x_1 (N)$	$x_2 (N)$	

データの型の特徴

- 2変数 X_1, X_2 は対応しています

- 2変数 X_1, X_2 は種類が異なっています

対応があるが
異なる2つの変数について
測定しているぞ

分析したいこと

- 2変数 X_1 と X_2 の関係を調べたい

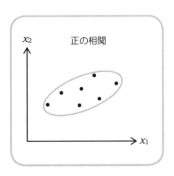

はじめに確認しておきたいこと

● 相関係数の推定や検定をしたいときは

　変数の正規性のチェックを！

● 単回帰分析のときは

　従属変数の正規性をチェックを！

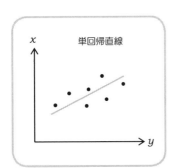

相関係数の分析の手順は
参考文献 [23] 第 6, 7 章参照

【データ】

次の表は，データの型・パターン6に対応しています.

表6.1

No.	被験者	HbA1c	血糖値
1	A	9.8	155
2	B	7.7	194
3	C	5.0	191
4	D	5.2	256
5	E	7.5	222
6	F	6.8	307
7	G	5.2	276
8	H	6.4	220
9	I	8.5	169
10	J	7.3	174
11	K	8.6	190
12	L	6.3	202

ワトソン君
このデータについて
説明してくれたまえ

■ **基礎統計量**

基礎統計量は，次のようになります.

Descriptive Statistics			
	Mean	Std. Deviation	N
HbA1c	7.025	1.5028	12
血糖値	213.00	45.826	12

このデータは，糖尿病患者さんの HbA1c と
空腹時血糖値を測定した結果なんだ．

 ワトソン，HbA1c は
ヘモグロビンに血糖が結合したものかい？

 さすがによく知ってるね．君は．

 それで，君は何を分析したいのかな？

 この 2 つの変数の関係を調べてみたいんだよ．

ワトソン君
正規性は
仮定できそうだね

■ 正規性の検定

正規性の検定は，次のようになります．

Tests of Normality

	Kolmogorov-Smirnov[a]			Shapiro-Wilk		
	Statistic	df	Sig.	Statistic	df	Sig.
HbA1c	.138	12	.200*	.955	12	.716
血糖値	.178	12	.200*	.923	12	.314

* This is a lower bound of the true significance.
[a] Lilliefors Significance Correction

有意確率

■ 相関係数

相関係数は，次のようになります．

Correlations

		HbA1c	血糖値	
HbA1c	Pearson Correlation	1	-.591*	←相関係数
	Sig. (2-tailed)		.043	←両側 有意確率
	Sum of Squares and Cross-products	24.843	-447.800	
	Covariance	2.258	-40.709	←標本共分散
血糖値	Pearson Correlation	-.591*	1	
	Sig. (2-tailed)	.043		
	Sum of Squares and Cross-products	-447.800	23100.000	
	Covariance	-40.709	2100.000	

* Correlation is significant at the 0.05 level (2-tailed).

したがって，相関係数は

相関係数 $r = \boxed{-0.591}$

となります．

ということは
HbA1cと血糖値の間に
負の相関がある
ということかな

■ 相関係数の検定

仮説 H_0：母相関係数 $\rho = 0$

対立仮説 H_1：母相関係数 $\rho \neq 0$

両側有意確率 $\boxed{0.043} \leq$ 有意水準 0.05

なので，仮説 H_0 は棄却されます．

したがって，

"HbA1cと血糖値の間には相関がある"

ことがわかります．

参考文献 [23]
第6章参照

■ 相関係数の 95％信頼区間

Correlations		Correlation	Statistic Count	Lower	Upper
HbA1c	HbA1c	1.000	12	--	--
	血糖値	-.591	12	-.870	-.026
血糖値	HbA1c	-.591	12	-.870	-.026
	血糖値	1.000	12	--	--

↑ 下限   ↑ 上限

相関係数の 95％信頼区間は

$-0.870 ≦$ 相関係数 $≦ -0.026$

となります.

■ ノンパラメトリック検定

Correlations			HbA1c	血糖値	
Kendall's tau_b	HbA1c	Correlation Coefficient	1.000	-.443*	←相関係数
		Sig. (2-tailed)	.	.046	←両側 有意確率
	血糖値	Correlation Coefficient	-.443*	1.000	
		Sig. (2-tailed)	.046	.	
Spearman's rho	HbA1c	Correlation Coefficient	1.000	-.606*	←相関係数
		Sig. (2-tailed)	.	.037	←両側 有意確率
	血糖値	Correlation Coefficient	-.606*	1.000	
		Sig. (2-tailed)	.037	.	

■ **散布図**

散布図は，次のようになります．

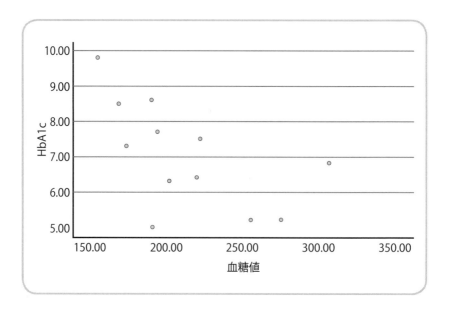

HbA1cが高いときは
血糖値が高くなるから
この散布図は変じゃないか？

データの入力ミスかも
しれないな〜

■ 散布図と相関係数の見方

相関係数 γ は　$-1 \leqq \gamma \leqq 1$　の間の値をとります.

相関係数と散布図との関係は，次のようになります.

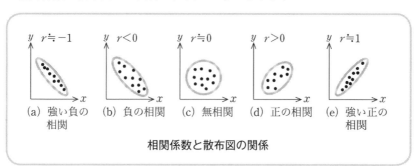

相関係数と散布図の関係

●相関係数 γ を言葉で表現するときには，
次のように対応させることが多いようです.

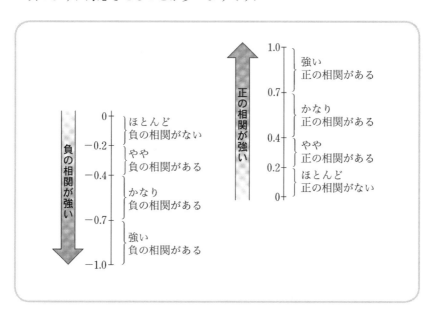

■ ベイズ因子

ベイズ因子は，次のようになります．

Bayes Factor Inference on Pairwise Correlations[a]

		HbA1c	血糖値	
HbA1c	Pearson Correlation	1	-.591	←相関係数
	Bayes Factor		.597	←ベイズ因子
	N	12	12	
血糖値	Pearson Correlation	-.591	1	
	Bayes Factor	.597		
	N	12	12	

[a] Bayes factor: Null versus alternative hypothesis.

↑
ベイズ因子の説明

● ベイズ因子の説明は

$$\boxed{帰無仮説} \quad vs \quad \boxed{対立仮説}$$

となっているので，

$$ベイズ因子・Bf_{01} = \frac{\{ 帰無仮説 \ H_0 : \ \rho = 0 \}}{\{ 対立仮説 \ H_1 : \ \rho \neq 0 \}}$$

$$= \boxed{0.597}$$

となります．

● SPSS によるベイズ因子の評価表をみると ☞ p. 18

$$\frac{1}{3} < \boxed{0.597} < 1$$

なので，

"対立仮説 H_1 に対する不確かな証拠"

であることがわかります．

分析の手順は
参考文献 [15] 第 7 章参照

■ 事後分布の95%信用区間

相関係数の95%信用区間は，次のようになります．

Posterior Distribution Characterization for Pairwise Correlations[a]

			HbA1c	血糖値
HbA1c	Posterior	Mode		-.573
		Mean		-.478
		Variance		.045
	95% Credible Interval	Lower Bound		-.841 ←下限
		Upper Bound		-.056 ←上限
	N		12	12
血糖値	Posterior	Mode	-.573	
		Mean	-.478	
		Variance	.045	
	95% Credible Interval	Lower Bound	-.841	
		Upper Bound	-.056	
	N		12	12

[a] The analyses assume reference priors (c = 0).

したがって，相関係数の95%信用区間は，

$$\boxed{-0.847} \leq \text{母相関係数}\ \rho \leq \boxed{-0.056}$$

となります．

ベイズ統計の相関係数は
計算のたびに値が少し変わります

3 単回帰分析

【データ】

次のデータは，データの型・パターン 6 に対応しています．

表 6.2

No.	被験者	食塩摂取量	血糖値
1	A	8.5	145
2	B	8.2	145
3	C	12.4	241
4	D	5.4	145
5	E	8.6	144
6	F	8.0	186
7	G	7.0	191
8	H	14.5	264
9	I	6.0	122
10	J	9.1	155
11	K	12.4	235
12	L	9.1	186
13	M	14.0	215
14	N	8.2	155
15	O	10.0	206

↑ 独立変数 X ↑ 従属変数 Y

■ 基礎統計量

標本平均，標準偏差は，次のようになります．

Descriptive Statistics

	Mean	Std. Deviation	N
血糖値	182.33	42.594	15
食塩摂取量	9.427	2.7426	15

ワトソン君，このデータについて説明してくれたまえ.

 いいよ，ホームズ.
このデータは，女性の糖尿病患者さんの
食塩摂取量と血糖値を調査してみたんだ.

 食塩摂取量と血糖値は，関係がないんじゃないか？

 だけど，食塩摂取量を独立変数 X，血糖値を従属変数 Y
として，関係式を探ってみようよ.

■ 相関係数

相関係数は，次のようになります.

Correlations		血糖値	食塩摂取量
Pearson Correlation	血糖値	1.000	.851
	食塩摂取量	.851	1.000
Sig. (1-tailed)	血糖値	.	<.001
	食塩摂取量	.000	.
N	血糖値	15	15
	食塩摂取量	15	15

したがって，

相関係数 $r = \boxed{0.851}$

となります.

正の相関があるぞ！
ホームズ

■ 単回帰式

単回帰式は，次のようになります．

Coefficients[a]

Model		Unstandardized Coefficients		Standardized Coefficients	検定統計量 ↓	
		B	Std. Error	Beta	t	Sig.
1	(Constant)	57.688	22.122		2.608	.022
	食塩摂取量	13.223	2.259	.851	5.853	<.001

[a] Dependent Variable: 血糖値

有意確率 ↑

したがって，単回帰式は

$$血糖値 = \boxed{13.233} \times 食塩摂取量 + \boxed{57.688}$$

となります．

■ 回帰係数の検定

回帰係数の検定の仮説は，次のようになります．

仮説 H_0：母回帰係数 = 0

対立仮説 H_1：母回帰係数 ≠ 0

分析の手順は
参考文献 [12] 第 12 章
参考文献 [23] 第 7 章 参照

有意確率 < $\boxed{0.001}$ ≦有意水準 0.05

なので，仮説 H_0 は棄却されます．

したがって

" 食塩摂取量の回帰係数は有意である "

ことがわかります．

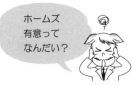

ホームズ
有意って
なんだい？

母回帰係数が
ゼロ
0 ではない
ということだよ

意味が有る
だね

■ 単回帰の分散分析表

分散分析表は，次のようになります．

Model		Sum of Squares	df	Mean Square	F	Sig.
1	Regression	18412.076	1	18412.076	34.256	<.001 [b]
	Residual	6987.258	13	537.481		
	Total	25399.333	14			

ANOVA[a]　　　検定統計量 ↓

[a] Dependent Variable: 血糖値
[b] Predictors: (Constant), 食塩摂取量

↑ 有意確率

分散分析の仮説は，次のようになります．

　　　仮説 H_0：求めた単回帰式は予測に役立たない

　　対立仮説 H_1：求めた単回帰式は予測に役立つ

　　　有意確率＜ 0.001 ≦有意水準 0.05

なので，仮説 H_0 は棄却されます．

したがって

　　"求めた単回帰式は血糖値の予測に役立つ"

ことがわかります．

■ 正規性の検定

血糖値の正規性は，次のようになります．

	Kolmogorov-Smirnov[a]			Shapiro-Wilk		
	Statistic	df	Sig.	Statistic	df	Sig.
血糖値	.206	15	.086	.929	15	.259

Tests of Normality

[a] Lilliefors Significance Correction

独立変数 HbA1c の
正規性は？

ワトソン
回帰分析では
従属変数の正規性が
大切なんだよ

4 ベイズ統計による推定と検定

■ ベイズ因子

ベイズ因子は，次のようになります．

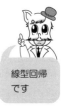

線型回帰
です

ベイズ因子 ↓ Bayes Factor[c]	**Bayes Factor Model Summary**[a,b]		Adjusted R Square	Std. Error of the Estimate
	R	R Square		
(554.222)	.851	.725	.704	23.18

a. Method: JZS
b. Model: (Intercept), 食塩摂取量
c. Bayes factor: Testing model versus null model (Intercept).

ベイズ因子の説明 ↑

● ベイズ因子の説明は

$$\boxed{検定モデル} \quad vs \quad \boxed{零モデル}$$

となっているので

$$ベイズ因子 \ B_{10} = \frac{\{検定モデル\}}{\{零モデル\}} = \boxed{554.222}$$

となります．

● SPSS によるベイズ因子の評価表をみると ☞ p.18

$$\boxed{554.222} > 100$$

なので，

"検定モデルに対する最高レベルの証拠"

であることがわかります．

分析の手順は
参考文献 [15] 第 8 章参照

■ 事後分布の区間推定

回帰係数の 95％信用区間は，次のようになります．

Bayesian Estimates of Coefficients [a,b,c]

Parameter	Mode	Posterior Mean	Variance	95% Credible Interval Lower Bound	Upper Bound
(Intercept)	57.688	57.688	578.345	9.897	105.479
食塩摂取量	13.223	13.223	6.032	8.342	18.103

[a] Dependent Variable: 血糖値
[b] Model: (Intercept), 食塩摂取量
[c] Assume standard reference priors.

下限　　　上限

したがって，事後分布の単回帰式は

$$血糖値 = \boxed{13.223} \times 食塩摂取量 + 57.688$$

となります．

検定モデル
$$血糖値 = \beta_0 + \boxed{\beta_1} \times 食塩摂取量 + \varepsilon$$

零モデル
$$血糖値 = \beta_0 + \boxed{0} \times 食塩摂取量 + \varepsilon$$

データの型・パターン 7.1

次のデータの型の場合，どのような医療統計があるのだろうか？

データの型・パターン 7.1

No.	数値変数 Y	変数 X1	変数 X2
1	y (1)	x_1 (1)	x_2 (1)
2	y (1)	x_1 (2)	x_2 (2)
$\vdots$	$\vdots$	$\vdots$	$\vdots$
N	y (N)	x_1 (N)	x_2 (N)

↑
従属変数
数値データ

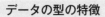
独立変数

この従属変数は
数値データに
なっているよ

データの型の特徴

● 従属変数 Y が数値データになっています

分析したいこと

● 従属変数 Y と独立変数 X_1，X_2 の関係は？

● 従属変数の予測値は？

誤差 ε は
正規分布に従う
と仮定します

重回帰モデルの式

$$y = \beta_0 + \beta_1 \times x_1 + \beta_2 \times x_2 + \varepsilon$$

重回帰分析の手順は
参考文献 [12] 第 13 章，[13] 第 1 章参照

●従属変数と独立変数の関係を図式化すると，
次のようになります．

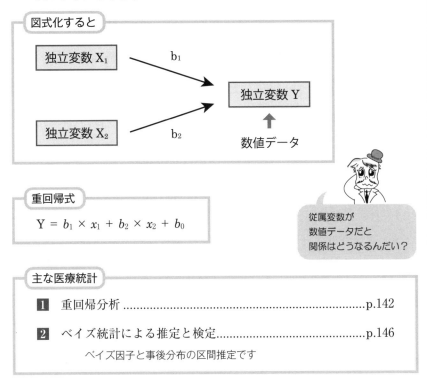

図式化すると

独立変数 X_1　　b_1

独立変数 X_2　　b_2

独立変数 Y

数値データ

従属変数が
数値データだと
関係はどうなるんだい？

重回帰式

$$Y = b_1 \times x_1 + b_2 \times x_2 + b_0$$

主な医療統計

はじめに確認しておきたいこと

●従属変数のデータの種類は数値？　名義？　順序？

●従属変数 Y に正規性を仮定してよいか？

ホームズ
独立変数の正規性を
調べなくていいのかい？

ワトソン君
正規性が必要なのは
従属変数だけなんだ

【データ】

次の表は，データの型・パターン 7.1 に対応しています．

表 7.1

No.	クレアチニン	筋肉量	収縮期血圧	尿中アルブミン
1	0.74	5.9	140	6.9
2	0.73	8.5	118	6.5
3	1.82	23.2	198	17.3
4	0.85	11.5	114	5.9
5	0.67	6.8	125	8.6
6	1.43	16.9	148	7.5
7	0.92	14.3	142	6.2
8	0.75	17.2	136	5.1
9	0.84	9.5	148	5.4
10	0.71	13.7	164	6.1
11	1.58	27.2	178	12.6
12	1.09	15.3	136	15.8
13	0.96	14.5	147	4.3
14	0.95	9.3	143	11.6
15	1.12	19.3	139	13.4
16	0.83	18.7	138	6.3
17	1.65	25.4	198	6.5
18	1.01	19.3	136	15.8
19	1.25	14.1	142	16.3
20	1.21	16.8	118	8.4

　　　　　↑　　　　　　　　　　　　⌒⌒⌒⌒⌒⌒
　　従属変数 Y　　　　　　独立変数 X_1, X_2, X_3

ワトソン君，このデータについて説明してくれたまえ．

 いいよ，ホームズ．
このデータは，クレアチニンの増加に関連のありそうな
変数を集めてきたんだ．

 どんな変数を取り上げたんだい？

 筋肉量，収縮期血圧，尿中アルブミンを
取り上げてみたんだ．

 すると，分析したいことはクレアチニンと，筋肉量，
収縮期血圧，尿中アルブミンの関係式ということだね．

 その通りだよ．

 ワトソン君，分析をするときの注意点は？

 クレアチニンを従属変数とする重回帰分析なので，
クレアチニンの正規性のチェックかな．

1 重回帰分析

■ 基礎統計量

標本平均，標準偏差は，次のようになります．

Descriptive Statistics

	Mean	Std. Deviation	N
クレアチニン	1.0555	.33774	20
筋肉量	15.370	5.8691	20
収縮期血圧	145.40	23.261	20
尿中アルブミン	9.325	4.3208	20

■ 相関係数

相関係数は，次のようになります．

Correlations

		クレアチニン	筋肉量	収縮期血圧	尿中アルブミン
Pearson Correlation	クレアチニン	1.000	.783	.720	.509
	筋肉量	.783	1.000	.654	.347
	収縮期血圧	.720	.654	1.000	.224
	尿中アルブミン	.509	.347	.224	1.000
Sig. (1-tailed)	クレアチニン		<.001	<.001	.011
	筋肉量	.000		.001	.067
	収縮期血圧	.000	.001		.171
	尿中アルブミン	.011	.067	.171	

ワトソン君　独立変数はみんな
クレアチニンと
相関がありそうだね

■ 重回帰式と偏回帰係数の有意確率

重回帰式は，次のようになります．

Coefficients					
	Unstandardized Coefficients		Standardized Coefficients	検定統計量 ↓	
	B	Std. Error	Beta	t	Sig.
(Constant)	-.308	.283		-1.088	.293
筋肉量	.026	.010	.451	2.644	.018
収縮期血圧	.005	.002	.363	2.212	.042
尿中アルブミン	.021	.010	.271	2.040	.058
	↑ 偏回帰係数		↑ 標準偏回帰係数		↑ 有意確率

したがって，求める重回帰式は

$$クレアチニン = \boxed{0.026} \times 筋肉量 + \boxed{0.005} \times 収縮期血圧$$
$$+ \boxed{0.021} \times 尿中アルブミン - 0.308$$

となります．

■ 偏回帰係数の検定

偏回帰係数の検定の仮説は，次のようになります．

仮説 H_0：母偏回帰係数 $= 0$

対立仮説 H_1：母偏回帰係数 $\neq 0$

> この有意確率は ↑ です

有意確率 ☐ $\leq$ 有意水準 0.05

のとき，仮説 H_0 は棄却されます．

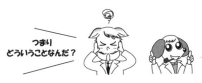

つまり どういうことなんだ？

> 筋肉量と収縮期血圧は クレアチニンに 影響を与えているということだよ ワトソン君

■ 重回帰の分散分析表

分散分析表は，次のようになります．

	Model	Sum of Squares	df	Mean Square	F	Sig.
1	Regression	1.632	3	.544	16.260	<.001
	Residual	.535	16	.033		
	Total	2.167	19			

ANOVA　　　　　検定統計量 ↓

有意確率 ↑

この分散分析表の仮説は，次のようになります．

仮説 H_0：求めた重回帰式は予測に役立たない

対立仮説 H_1：求めた重回帰式は予測に役立つ

有意確率 < 0.001 ≤ 有意水準 0.05

したがって，

"求めた重回帰式はクレアチニンの予測に役立つ"

ことがわかります．

ホームズ，決定係数 0.753 は 1 に近いので
この重回帰式の当てはまりはいいね〜

■ 決定係数

決定係数は，次のようになります．

	Model	R	R Square	Adjusted R Square	Std. Error of the Estimate
	1	.868	.753	.707	.18291

Model Summary

重相関係数 ↑　　決定係数 ↑

■ 多重共線性

多重共線性は，以下のようになります．

Model		Collinearity Statistics	
		Tolerance	VIF
1	(Constant)		
	筋肉量	.530	1.888
	収縮期血圧	.572	1.748
	尿中アルブミン	.879	1.137
		↑ 許容度	↑ VIF

$$許容度 = \frac{1}{VIF}$$

VIF ≫ 1 のとき
共線性の可能性があります

多重共線性って？

共線性が1つでもあると
偏回帰係数が求まらないんだ！

■ 正規性の検定

クレアチニンの正規性の検定は，次のようになります．

	Kolmogorov-Smirnov			Shapiro-Wilk		
	Statistic	df	Sig.	Statistic	df	Sig.
クレアチニン	.161	20	.183	.895	20	.033

ホームズ
これは困ったね

コルモゴロフ・スミルノフの検定では
有意確率 0.183 が有意水準 0.05 より大きいから
クレアチニンの正規性は OK としようよ

ベイズ統計による推定と検定

線型回帰
です

■ベイズ因子

ベイズ因子は，次のようになります.

ベイズ因子 ↓		Bayes Factor Model Summary[a]		
Bayes Factor[c]	R	R Square	Adjusted R Square	Std. Error of the Estimate
846.179	.868	.753	.707	.1829

[a] Method: JZS
[c] Bayes factor: Testing model versus null model (Intercept).

↑ベイズ因子の説明

● ベイズ因子の説明をみると

$$\boxed{検定モデル} \quad \text{vs} \quad \boxed{零モデル}$$

となっているので

$$ベイズ因子 \ \mathrm{Bf}_{01} = \frac{\{検定モデル\}}{\{零モデル\}} = \boxed{846.179}$$

となります.

● SPSS によるベイズ因子の評価表をみると　　☞ p.18

$$\boxed{846.179} > 100$$

なので

"検定モデルに対する最高レベルの証拠"

であることがわかります.

分析の手順は
参考文献［15］第 8 章参照

■ 事後分布の区間推定

偏回帰係数の 95％信用区間は，次のようになります．

Bayesian Estimates of Coefficients[a,b,c]

Parameter	Posterior		95% Credible Interval	
	Mean	Variance	Lower Bound	Upper Bound
(Intercept)	-.308	.092	-.909	.292
筋肉量	.026	.000	.005	.047
収縮期血圧	.005	.000	.000	.010
尿中アルブミン	.021	.000	-.001	.043

[a] Dependent Variable: クレアチニン
[b] Model: (Intercept), 筋肉量, 収縮期血圧, 尿中アルブミン
[c] Assume standard reference priors.

したがって，事後分布の重回帰式は

$$\text{クレアチニン} = \boxed{0.026} \times \text{筋肉量} + \boxed{0.005} \times \text{収縮期血圧}$$
$$+ \boxed{0.021} \times \text{尿中アルブミン} - 0.308$$

となります．

● 検定モデル

$$y = \beta_0 + \boxed{\beta_1} \times x_1 + \boxed{\beta_2} \times x_2 + \boxed{\beta_3} \times x_3 + \varepsilon$$

● 零モデル

$$y = \beta_0 + \boxed{0} \times x_1 + \boxed{0} \times x_2 + \boxed{0} \times x_3 + \varepsilon$$

検定モデルを支持するということは
$\beta_1 \neq 0$ または $\beta_2 \neq 0$ または $\beta_3 \neq 0$
ということだね　ホームズ

データの型・パターン 7.2

次のデータの型の場合，どのような医療統計があるのだろうか？

データの型・パターン 7.2

No.	名義変数 Y	変数 X_1	変数 X_2
1	$y\,(1)$	$x_1\,(1)$	$x_2\,(1)$
2	$y\,(2)$	$x_1\,(2)$	$x_2\,(2)$
$\vdots$	$\vdots$	$\vdots$	$\vdots$
N	$y\,(N)$	$x_1\,(N)$	$x_2\,(N)$

↑
従属変数
名義データ

独立変数（共変量）

従属変数は
名義データ
になっているぞ

データの型の特徴

● 従属変数 Y が名義データになっています．

分析したいこと

● 従属変数 Y と独立変数 X_1，X_2 との関係は？
● 従属変数 Y の予測確率は？

● 従属変数と独立変数の関係を図示すると，次のようになります

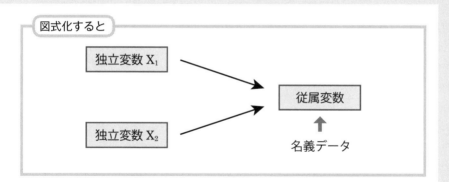

図式化すると

独立変数 X_1

独立変数 X_2

従属変数

↑
名義データ

ロジスティック回帰式

従属変数が名義データだと
関係式はどうなるんだ？

$$\log \frac{y}{1-y} = b_1 \times x_1 + b_2 \times x_2 + b_0$$

主な医療統計

はじめに確認しておきたいこと

● 従属変数のデータの種類は数値？　名義？　順序？

● モデルは適合しているかどうか？

ワトソン君
適合度検定を
してみよう！

【データ】

次の表は，データの型・パターン7.2に対応しています．

表7.2

No.	脳卒中	性別	飲酒量	GGT	喫煙	血圧
1	あり	女性	なし	123	多い	173
2	なし	男性	なし	82	多い	136
3	あり	男性	ふつう	135	なし	178
4	あり	女性	ふつう	109	少し	154
5	なし	女性	多い	26	なし	143
6	あり	男性	多い	134	ふつう	135
7	あり	女性	多い	70	少し	162
8	なし	女性	少し	244	少し	140
9	なし	男性	多い	41	少し	171
10	なし	女性	なし	26	少し	135
11	あり	男性	少し	177	多い	154
12	なし	女性	なし	27	なし	142
⋮	⋮	⋮	⋮	⋮	⋮	⋮
28	なし	男性	少し	59	なし	145
29	なし	男性	なし	59	なし	142
30	あり	男性	多い	150	なし	167
31	あり	女性	なし	173	多い	169
32	あり	男性	なし	189	多い	167
33	あり	女性	少し	30	多い	131
34	あり	男性	少し	127	多い	163
35	なし	女性	多い	85	なし	126
36	なし	男性	少し	58	ふつう	158
37	なし	女性	少し	28	なし	131
38	なし	男性	なし	29	少し	127
39	なし	女性	ふつう	28	少し	168
40	なし	男性	少し	38	多い	148

データは東京図書のホームページから
ダウンロードできます

ワトソン君，このデータについて説明してくれたまえ.

いいよ，ホームズ.
このデータは，脳卒中の危険因子を調査した結果なんだ.

このデータは，どのように分析するのかな？

これは，

　　　従属変数……脳卒中

　　　共変量………性別，飲酒量，GGT，喫煙，血圧

として，ロジスティック回帰分析をしたいんだ.

ロジスティック回帰分析だって？

そうなんだ，ロジスティック変換を使った回帰分析だよ.

重回帰分析とどこが違うんだい？

重回帰分析は従属変数が数値データだけど，
ロジスティック回帰分析の従属変数は０－１データ
なんだよ.

０－１データということは，

　　　●脳卒中あり……1

　　　●脳卒中なし……0

なんだね.

2項ロジスティック回帰分析

2項ロジスティック回帰式は，次のようになります.

Variables in the Equation

	B	S.E.	Wald	df	Sig.	Exp(B)	
性別 (1)	-1.993	1.494	1.779	1	.182	.136	←男性
飲酒量			5.229	3	.156		
飲酒量 (1)	-.785	1.886	.173	1	.677	.456	←少し
飲酒量 (2)	.891	2.325	.147	1	.701	2.438	←ふつう
飲酒量 (3)	4.264	2.686	2.519	1	.112	71.101	←多い
GGT	.025	.011	5.141	1	.023	1.025	
喫煙			4.319	3	.229		
喫煙 (1)	.688	1.441	.228	1	.633	1.990	←少し
喫煙 (2)	1.395	2.091	.445	1	.504	4.036	←ふつう
喫煙 (3)	5.405	2.690	4.037	1	.045	222.434	←多い
血圧	.086	.044	3.796	1	.051	1.090	
Constant	-17.965	8.069	4.957	1	.026	.000	

↑係数　　　　　　　　↑有意確率　↑オッズ比

● GGT について

有意確率 0.023 ≦有意水準 0.05

なので

仮説 H_0： GGT は 脳卒中 に関連がない

は棄却されます.

したがって,

" GGT は 脳卒中 に関連がある "

ことがわかります.

● 飲酒量について

飲酒量(1)，飲酒量(2)，飲酒量(3) の
有意確率は，有意水準 0.05 より大きくなっているので

　　"仮説 H_0：飲酒量 は 脳卒中 に関連がない"

は棄却されません.

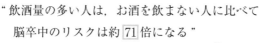

飲酒量は Exp（B）をみると，

　　飲酒量(3) の Exp（B） = 71.101

なので，

　　"飲酒量の多い人は，お酒を飲まない人に比べて

　　　脳卒中のリスクは約 71 倍になる"

ことがわかります.

● 性別について

　　有意確率 0.182 ＞有意水準 0.05

なので，

　　仮説 H_0：性別は脳卒中に関連はない

は棄却されません.

性別の Exp（B）をみると

　　性別(1) の Exp（B） = 0.136

なので，

　　"男性は女性に比べて，

　　　脳卒中のリスクは約 0.136 倍になる"

ことがわかります.

ホームズ　男性の方の
脳卒中のリスクが
低いのかい？

ワトソン君　僕の推理によると
このデータは Dr. イシムが
作成したデータらしいよ

- **喫煙** について

　　　　仮説 H_0：喫煙は脳卒中と関連がない

　　有意確率のところをみると……

　　　　喫煙 (1), **喫煙 (2)** の人は，仮説 H_0 は棄却されません.

　　　　喫煙 (3) の人は，仮説 H_0 が棄却されるので

　　　　喫煙 (3) の人は脳卒中と関連があります.

　　　　しかも Exp (B) をみると

　　　　喫煙 (3) の人は，タバコをすわない人に比べて

　　　　脳卒中になるリスクは約 222 倍になります.

- **血圧** について

　　　　有意確率をみると

　　　　　　有意確率 0.051 ＞有意水準 0.05

　　なので,

　　　　仮説 H_0：血圧は脳卒中と関連がない

　　は棄却されません.

　　　　血圧の Exp (B) をみると

　　　　　血圧の Exp (B) ＝ 1.090

　　なので,

　　　　"血圧 が 1 高くなると

　　　　　脳卒中になるリスクは約 1.090 倍になる"

　　ことがわかります.

分析の手順は
参考文献[13]第 3 章
参考文献[17]第 5 章　参照

■ モデルの適合

モデルの適合は，次のようになります．

Model Summary

Step	-2 Log likelihood	Cox & Snell R Square	Nagelkerke R Square
1	23.651[a]	.544	.728

Hosmer and Lemeshow Test

Step	Chi-square	df	Sig.
1	4.770	8	(.782)	←有意確率

仮説 H_0：モデルは適合している

対立仮説 H_1：モデルは適合していない

有意確率 0.782 ＞有意水準 0.05
なので，仮説 H_0 は棄却されません．
したがって，

"モデルは適合している"
となります．

モデルって
なんだい？

ロジスティック回帰モデル
のことだよ

■ 分類表

Classification Table[a]

	Observed		Predicted 脳卒中 なし	Predicted 脳卒中 あり	Percentage Correct
Step 1	脳卒中	なし	19	3	86.4
		あり	4	14	77.8
	Overall Percentage				82.5

[a] The cut value is .500

↑
正答率

■ 予測確率

予測確率は，次のようになります．

No.	脳卒中	喫煙	血圧	予測確率	予測グループ
1	あり	多い	173	.99554	あり
2	なし	多い	136	.31245	なし
3	あり	なし	178	.40828	なし
4	あり	少し	154	.40069	なし
5	なし	なし	143	.32983	なし
6	あり	ふつう	135	.65887	あり
7	あり	少し	162	.93717	あり
8	なし	少し	140	.50789	あり
9	なし	少し	171	.68444	あり
10	なし	少し	135	.00686	なし
11	あり	多い	154	.91029	あり
12	なし	なし	142	.00647	なし
⋮	⋮	⋮	⋮	⋮	⋮
28	なし	なし	145	.00115	なし
29	なし	なし	142	.00194	なし
30	あり	なし	167	.91838	あり
31	あり	多い	169	.99815	あり
32	あり	多い	167	.98923	あり
33	あり	多い	131	.21562	なし
34	あり	多い	163	.86591	あり
35	なし	なし	126	.32592	なし
36	なし	ふつう	158	.01375	なし
37	なし	なし	131	.00118	なし
38	なし	少し	127	.00051	なし
39	なし	少し	168	.23417	なし
40	なし	多い	148	.16538	なし

■ 予測確率の計算

次のロジスティック回帰式に，独立変数の値を代入します．

$$\log_e \frac{y}{1-y} = \boxed{-1.993} \times 性別（1） + \boxed{-0.785} \times 飲酒量（1）$$

$$+ \boxed{0.891} \times 飲酒量（2） + \boxed{4.264} \times 飲酒量（3）$$

$$+ \boxed{0.025} \times GGT + \boxed{0.688} \times 喫煙（1）$$

$$+ \boxed{1.395} \times 喫煙（2） + \boxed{5.405} \times 喫煙（3）$$

$$+ \boxed{0.086} \times 血圧 + \boxed{-17.965}$$

例えば，No.3 の被験者の場合

$$\log_e \frac{y}{1-y} = -1.993 \times \boxed{1} - 0.785 \times \boxed{0}$$

$$+ 0.891 \times \boxed{1} + 4.264 \times \boxed{0}$$

$$+ 0.025 \times \boxed{135} + 0.688 \times \boxed{0}$$

$$+ 1.395 \times \boxed{0} + 5.425 \times \boxed{0}$$

$$+ 0.086 \times \boxed{178} - 17.965$$

$$= -0.371064$$

したがって，

$$\log_e \frac{y}{1-y} = \boxed{0.371064}$$

$$\frac{y}{1-y} = \text{Exp}\,\boxed{0.371064}$$

$$y = \frac{\text{Exp}\,\boxed{0.371064}}{1 + \text{Exp}\,\boxed{0.371064}} = 0.40828 = 予測確率$$

データの型・パターン 7.3

次のデータの型の場合，どのような医療統計があるのだろうか？

データの型・パターン 7.3

No.	順序変数 Y	変数 X_1	変数 X_2
1	$y\,(1)$	$x_1\,(1)$	$x_2\,(1)$
2	$y\,(2)$	$x_1\,(2)$	$x_2\,(2)$
$\vdots$	$\vdots$	$\vdots$	$\vdots$
N	$y\,(N)$	$x_1\,(N)$	$x_2\,(N)$

      ↑
従属変数　　　　　　独立変数（共変量）
順序データ

従属変数は
順序データだよ

データの型の特徴

● 従属変数 Y が順序データになっています

分析したいこと

● 従属変数 Y と独立変数 X_1，X_2 の関係は？

● 従属変数 Y の予測確率は？

●従属変数と独立変数の関係を図示すると，
次のようになります．

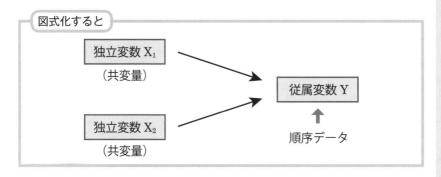

従属変数が順序データだと
関係式はどうなるんだ？
ワトソン

この関係式は
ややこしいので
SPSSにまかせようよ

主な医療統計

はじめに確認しておきたいこと

●従属変数のデータの種類は数値？　名義？　順序？

●モデルは適合しているかどうか？

ところで
適合度判定をしたほうがいいかい？
ホームズ

【データ】

次の表は，データの型・パターン 7.3 に対応しています.

表 7.3

No.	総歯数	虫歯数	プラーク	アメ	歯ブラシ
1	25	3	なし	いいえ	はい
2	27	1	少し	いいえ	いいえ
3	28	2	少し	いいえ	いいえ
4	28	0	なし	いいえ	はい
5	23	0	少し	はい	いいえ
6	25	1	なし	はい	はい
7	26	5	かなり	いいえ	はい
8	27	0	かなり	いいえ	いいえ
9	22	1	かなり	はい	いいえ
10	24	1	少し	いいえ	いいえ
11	24	4	かなり	はい	いいえ
12	20	5	少し	いいえ	はい
⋮	⋮	⋮	⋮	⋮	⋮
28	28	0	少し	はい	いいえ
29	28	3	かなり	はい	はい
30	27	6	かなり	いいえ	はい
31	27	1	少し	はい	いいえ
32	22	0	少し	いいえ	いいえ
33	25	4	なし	いいえ	はい
34	28	0	少し	いいえ	はい
35	28	1	かなり	いいえ	はい
36	21	1	かなり	いいえ	いいえ
37	21	0	なし	いいえ	はい
38	25	0	少し	いいえ	はい
39	21	0	少し	いいえ	はい
40	22	0	かなり	いいえ	はい

データは東京図書のホームページから
ダウンロードしてください

ワトソン君，このデータについて説明してくれたまえ．

 いいよ，ホームズ．
このデータは，カンボジアの小学校で
アンケート調査をした結果だ．
次のは，調査項目の一部だよ．

項目1　歯の総数と虫歯の数は？

　　　　総総数 □□□□　　虫歯数 □□□□

項目2　プラークの付着は？

　　　　1．かなり　　2．少し　　3．なし

項目3　アメは好きですか？

　　　　1．はい　　2．いいえ

項目4　歯ブラシを持っていますか？

　　　　1．はい　　2．いいえ

 なるほど，
すると，従属変数はプラークになるのかな？

 その通り．プラークは順序データだから，
順序回帰分析をしてみよう．

 ところで
どこでこのデータを探してきたんだい？

「地球の保健室」というボランティア活動
グループからもらったんだ

1 順序回帰分析

■ 順序回帰式

順序回帰式のパラメータは，次のようになります．

PLUM - Ordinal Regression

Parameter Estimates

		Estimate	Std. Error	Wald	df	Sig.	
Threshold	[プラーク = 0]	-2.341	.747	9.826	1	.002	←なし
	[プラーク = 1]	.232	.629	.136	1	.712	←少し
Location	虫歯数	.251	.193	1.691	1	.193	
	[アメ =1]	-.106	.717	.022	1	.882	←はい
	[アメ =2]	0ᵃ			0		←いいえ
	[歯ブラシ=1]	-1.682	.765	4.835	1	.028	←はい
	[歯ブラシ=2]	0ᵃ			0		←いいえ

Link function: Logit.
ᵃ This parameter is set to zero because it is redundant.

↑ 有意確率

● プラークについて

プラーク = 2 が基準になります．

有意確率をみると，

プラーク = 0 はプラーク 2 と有意差があります．

プラーク = 1 はプラーク 2 と有意差があるとはいえません．

ここは
グループ間の差の検定
なんだよ

有意水準 0.05 と
比較するんだね

- アメについて

  アメ＝2 が基準になります．

  $$仮説 H_0：アメはプラークと関連がない$$
  $$対立仮説 H_1：アメはプラークと関連がある$$

  アメ＝1 の場合

  $$有意確率 0.882 ＞有意水準 0.05$$

  なので，

  "アメが好きは

  プラークに関連があるとはいえない"

  ということがわかります．

- 歯ブラシ について

  歯ブラシ＝2 が基準になります．

  $$仮説 H_0：歯ブラシはプラークと関連がない$$
  $$対立仮説 H_1：歯ブラシはプラークと関連がある$$

  歯ブラシ＝1 の場合

  $$有意確率 0.028 ≦有意水準 0.05$$

  なので，仮説 H_0 は棄却されます．

  したがって，

  "歯ブラシを持っていることは

  プラークに関連がある"

  ことがわかります．

分析の手順は
参考文献 [17] 第 6 章参照

■ 予測確率

予測確率は，次のようになります.

［プラーク= 0］［プラーク= 1］［プラーク= 2］

	プラーク	アメ	歯ブラシ	EST1_1	EST2_1	EST3_1	PRE_1
1	0	2	1	0.20	0.57	0.24	1
2	1	2	2	0.07	0.43	0.50	2
3	1	2	2	0.06	0.38	0.57	2
4	0	2	1	0.34	0.53	0.13	1
5	1	1	2	0.10	0.49	0.42	1
6	0	1	1	0.31	0.55	0.15	1
7	2	2	1	0.13	0.53	0.34	1
8	2	2	2	0.09	0.47	0.44	1
9	2	1	2	0.08	0.44	0.48	2
10	1	2	2	0.07	0.43	0.50	2
11	2	1	2	0.04	0.30	0.66	2
12	1	2	1	0.13	0.53	0.34	1
⋮	⋮	⋮	⋮	⋮	⋮	⋮	⋮
28	1	1	2	0.10	0.49	0.42	1
29	2	1	1	0.21	0.57	0.22	1
30	2	2	1	0.10	0.50	0.40	1
31	1	1	2	0.08	0.44	0.48	2
32	1	2	2	0.09	0.47	0.44	1
33	0	2	1	0.16	0.55	0.29	1
34	1	2	1	0.34	0.53	0.13	1
35	2	2	1	0.29	0.55	0.16	1
36	2	2	2	0.07	0.43	0.50	2
37	0	2	1	0.34	0.53	0.13	1
38	1	2	1	0.34	0.53	0.13	1
39	1	2	1	0.34	0.53	0.13	1
40	2	2	1	0.34	0.53	0.13	1

↑   ↑   ↑   ↑予測

予測確率   予測確率   予測確率   カテゴリ

指定応答確率

■ 推定応答確率

3つの予測確率 EST 1_1, EST 2_1, EST 3_1 のうち
最も確率の高いカテゴリが予測カテゴリです.

■ ロジットモデルの式

［プラーク = 0］の場合，次のようになります.

$$log_e \frac{\gamma_1}{1 - \gamma_1} = \boxed{-2.341} + \boxed{0.251} \times \boxed{虫歯数} + \boxed{-0.106} \times \boxed{アメ}$$
$$+ \boxed{-1.682} \times \boxed{歯ブラシ}$$

この係数は
p.162 を見てください

■ モデルの適合度

モデルの適合度は，次のようになります.

| | Goodness-of-Fit | | 有意確率 ↓ |
	Chi-Square	df	Sig.
Pearson	24.137	27	.623
Deviance	23.012	27	.684

有意確率 □ が有意水準 0.05 より大きいので

" モデルは適合している "

となります.

■ 平行性の検定

| | Test of Parallel Lines[a] | | | 有意確率 ↓ |
Model	-2 Log Likelihood	Chi-Square	df	Sig.
Null Hypothesis	44.302			
General	37.723	6.579	3	.087

The null hypothesis states that the location parameters (slope coeffocoents) are
the same across response categories.

データの型・パターン7.4

次のデータの型の場合，どのような医療統計があるのだろうか？

データの型・パターン7.4

No.	生存月数 T	変数 X_1	変数 X_2
1	$t(1)$	$x_1(1)$	$x_2(1)$
2	$t(2)$	$x_1(2)$	$x_2(2)$
⋮	⋮	⋮	⋮
N	$t(N)$	$x_1(N)$	$x_2(N)$

↑
生存月数　　　　　共変量

ホームズ
生存月数という
変数があるぞ？

データの型の特徴

● 生存月数 T という変数があります．

分析したいこと

● 生存率曲線を求めたい

● 生存変数に影響を与えている共変量を調べたい

ワトソン君
生存に影響を与えている
変数がわかれば
すばらしいね！

●生存変数と共変量の関係を図示すると,
次のようになります.

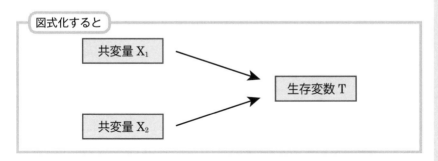

図式化すると

共変量 X_1 → 生存変数 T

共変量 X_2 →

この関係式は
比例ハザード関数といって
かなりややこしいよ　ホームズ

1 カプラン・マイヤー法

【データ】

次の表は，データの型・パターン 7.4 に対応しています．

表 7.4

	性別	摘出方法	結果	生存月数
1	女	部分摘出	死亡	4
2	男	部分摘出	死亡	6
3	女	部分摘出	死亡	7
4	男	部分摘出	死亡	10
5	女	部分摘出	死亡	12
6	男	部分摘出	死亡	12
7	男	部分摘出	死亡	19
8	男	部分摘出	死亡	27
9	女	部分摘出	死亡	43
10	女	部分摘出	生存	61
11	男	部分摘出	生存	101
12	男	部分摘出	生存	143
13	男	全摘出	死亡	13
14	男	全摘出	生存	16
15	男	全摘出	死亡	23
16	男	全摘出	生存	34
17	男	全摘出	死亡	53
18	男	全摘出	死亡	63
19	女	全摘出	死亡	75
20	女	全摘出	生存	87
21	男	全摘出	生存	114
22	女	全摘出	生存	129
23	男	全摘出	生存	143
24	男	全摘出	生存	165

              ↑   ↑
       グループ   状態変数

ワトソン君，このデータについて説明してくれたまえ．

このデータは，悪性脳腫瘍患者に対して，
全摘出による手術と部分摘出による手術を
おこなったときの生存月数を調査した結果なんだ．

つまり，生存月数から生存率を求めるデータだね．
このデータには，結果という変数があるけど，
どういう意味なんだ？

それは，摘出のときの患者さんの状態が，
"死亡"または"打ち切り"ということだよ．

なるほど！　これは治療効果判定には
なくてはならない手法だね．ところで，摘出方法が
全摘出と部分摘出の2つのグループに
分かれているから，2つのグループの生存率の差を
調べることもできるのかな？

もちろんできるよ．

カプラン・マイヤー法のデータの型		
被験者No	生存月数	状態変数
1		
2		
⋮	⋮	⋮
N		

■ カプラン・マイヤー法

カプラン・マイヤー法による生存率は，次のようになります．

● 部分摘出における生存率

Survival Table

摘出方法		Time	Status	Cumulative Proportion Surviving at the Time Estimate	Std. Error	N of Cumulative Events
部分摘出	1	4	死亡	.917	.080	1
	2	6	死亡	.833	.108	2
	3	7	死亡	.750	.125	3
	4	10	死亡	.667	.136	4
	5	12	死亡			5
	6	12	死亡	.500	.144	6
	7	19	死亡	.417	.142	7
	8	27	死亡	.333	.136	8
	9	43	死亡	.250	.125	9
	10	61	生存			9
	11	101	生存			9
	12	143	生存			9

↑ 生存率 　　　　　　　↑ 死亡の合計

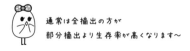

通常は全摘出の方が
部分摘出より生存率が高くなります〜

● 全摘出による生存率

Survival Table

摘出方法		Time	Status	Cumulative Proportion Surviving at the Time		N of Cumulative Events
				Estimate	Std. Error	
全摘出	1	13	死亡	.917	.080	1
	2	16	生存			1
	3	23	死亡	.825	.113	2
	4	34	生存			2
	5	53	死亡	.722	.138	3
	6	63	死亡	.619	.152	4
	7	75	死亡	.516	.158	5
	8	87	生存			5
	9	114	生存			5
	10	129	生存			5
	11	143	生存			5
	12	165	生存			5

↑ 生存率   ↑ 死亡の合計

分析の手順は
参考文献[17]第9章参照

2 ログランク検定

ログランク検定は，次のようになります．

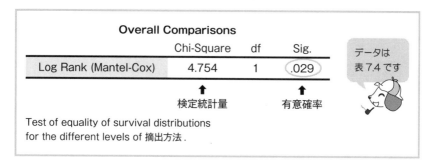

Overall Comparisons

	Chi-Square	df	Sig.
Log Rank (Mantel-Cox)	4.754	1	.029

    ↑ 検定統計量   ↑ 有意確率

Test of equality of survival distributions
for the different levels of 摘出方法.

データは
表7.4です

仮説 H_0：2つの摘出方法による生存率に差はない

対立仮説 H_1：2つの摘出方法による生存率に差がある

有意水準 0.029 ≦有意水準 0.05

なので，仮説 H_0 は棄却されます．

したがって，

"2つの摘出方法による生存率に差がある"

ことがわかります．

■ 基礎統計量

生存月数の基礎統計量は，次のようになります．

Means and Medians for Survival Time

		Mean			Median
			95% Confidence Interval		
摘出方法	Estimate	Std. Error	Lower Bound	Upper Bound	Estimate
部分摘出	47.417	16.201	15.663	79.170	12.000
全摘出	107.967	18.906	70.910	145.023	

↑ 標本平均   ↑ 下限   ↑ 上限   ↑ 中央値

■２つの生存率曲線のグラフ

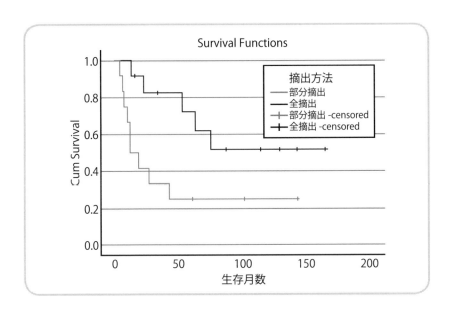

ワトソン君
２つのグループの生存率は
同じかどうか調べてみたいねえ

それが
ログランク検定なんだよ

分析の手順は
参考文献［17］第９章参照

通常は全摘出の方が
部分摘出より生存率が高くなります～

データはホームページから
ダウンロードしてください

【データ】

次の表は，データの型・パターン 7.4 に対応しています．

表 7.5

No.	人種	年齢	飲酒	HDL	脳卒中	観測月数
1	黒人	42	少し	.92	死亡	11.0
2	黒人	71	飲まない	1.64	打ち切り	12.0
3	白人	37	よく飲む	1.10	死亡	12.4
4	白人	60	少し	1.57	打ち切り	13.0
5	黒人	58	よく飲む	.96	死亡	13.1
6	黒人	74	飲まない	1.36	打ち切り	14.7
7	黒人	47	よく飲む	.99	死亡	18.8
8	黒人	38	飲まない	1.54	打ち切り	19.8
9	黒人	71	少し	1.10	死亡	21.3
10	黒人	32	飲まない	1.01	死亡	21.8
11	白人	58	飲まない	1.20	死亡	22.2
12	黒人	24	少し	.84	死亡	23.6
⋮	⋮	⋮	⋮	⋮	⋮	⋮
28	白人	58	少し	1.26	打ち切り	44.4
29	黒人	51	少し	.88	死亡	45.1
30	黒人	30	飲まない	.95	死亡	45.3
31	白人	48	少し	1.18	死亡	46.5
32	白人	55	よく飲む	1.20	打ち切り	56.2
33	白人	46	よく飲む	1.18	死亡	56.6
34	白人	44	飲まない	1.50	打ち切り	59.0
35	白人	48	少し	1.04	打ち切り	62.5
36	黒人	46	少し	.92	死亡	64.3
37	白人	53	飲まない	1.57	打ち切り	66.0
38	黒人	72	飲まない	1.04	死亡	66.8
39	白人	31	飲まない	1.41	打ち切り	76.1
40	黒人	51	よく飲む	1.17	打ち切り	80.5

ワトソン君，このデータについて説明してくれたまえ.

このデータは，脳卒中での死亡に関するデータなんだが，
変数の中に，観測月数というものがあるから，
生存率を調べるデータだ.

ということは，カプラン・マイヤー法を使うのかい？

ところが少し違うんだな.
変数の中に，人種・年齢・飲酒・HDL（g/mL）といった
変数が含まれているだろう？
これらの変数を共変量として，
コックス回帰分析をするんだよ.

なんだか，重回帰分析みたいだなあ……

そうなんだ.
カプラン・マイヤー法と重回帰分析を一緒にしたような分
析だ. 比例ハザードモデルともいうよ.

コックス回帰分析のデータの型				
被験者 No	観測月数	状態変数	性別	年齢
1	☐	☐	☐	☐
2	☐	☐	☐	☐
⋮	⋮	⋮	⋮	⋮
N	☐	☐	☐	☐

■ コックス回帰分析

コックス回帰分析は，次のようになります．

Stratum Status[a]

Stratum	Strata label	Event	Censored	Censored Percent
0	黒人	15	7	31.8%
1	白人	7	11	61.1%
Total		22	18	45.0%

[a] The strata variable is : 人種

方程式中の変数
↓
Variables in the Equation

	B	SE	Wald	df	Sig.	Exp(B)
飲酒			1.971	2	.373	
飲酒 (1)	.221	.588	.142	1	.707	1.248
飲酒 (2)	.857	.646	1.760	1	.185	2.356
年齢	.012	.023	.246	1	.620	1.012
HDL	-5.965	2.369	6.338	1	.012	.003

↑ 係数　　　　　　　　　　　↑ 有意確率　↑ オッズ比

● パラメータ B が正の場合
　データの数値が大きいほど　リスクが高くなります

● パラメータ B が負の場合
　データの数値が小さいほど　リスクが高くなります

● 比例ハザード関数 $h(t)$ は，次のようになります．

$$h(t ; x1, \ x2, \ \cdots, \ xp)$$
$$= h_0(t) \times \text{Exp}\big(\boxed{0.012} \times \boxed{\text{年齢}} + \boxed{0.221} \times \boxed{\text{飲酒}(1)}$$
$$+ \boxed{0.857} \times \boxed{\text{飲酒}(2)} - \boxed{5.965} \times \boxed{\text{HDL}}\big)$$

● 有意確率のところを見ると，

$$\boxed{\text{HDL}} \ \text{の有意確率} \ \boxed{0.012} \leqq \text{有意水準} \ 0.05$$

なので，仮説は棄却されます．

したがって，

　　　　"HDL は脳卒中に影響を与えている"

ことがわかります．

● 飲酒のほうは……

　　　　飲酒 (1) の有意確率 $\boxed{0.707}$ ＞有意水準 0.05

　　　　飲酒 (2) の有意確率 $\boxed{0.185}$ ＞有意水準 0.05

なので，$\boxed{\text{飲酒}}$ は脳卒中に影響を与えているとはいえません．

● Exp（B）のところを見ると

　　　　$\boxed{\text{飲酒}(1)}$ ……$\boxed{1.248}$

　　　　$\boxed{\text{飲酒}(2)}$ ……2.356

お酒を少し飲む人の
リスクは
少し下がってほしいね

なので，

　　　　"お酒を少し飲む人は飲まない人より

　　　　　　脳卒中になるリスクは 1.248 倍"

　　　　"お酒をよく飲む人は飲まない人より

　　　　　　脳卒中になるリスクは 2.356 倍"

といったことがわかります．

分析の手順は
参考文献 [17] 第 10 章参照

4 比例ハザード性の検証

比例ハザード性の検証には，次の2通りの方法があります．

その1. log（- log）の作図による方法

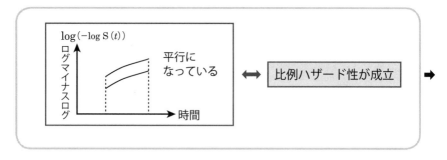

その2. 時間 t と共変量の交互作用による方法

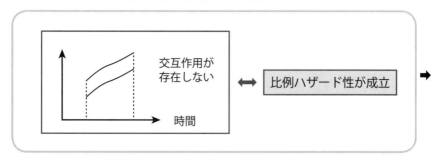

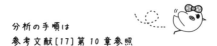

分析の手順は
参考文献 [17] 第 10 章参照

■ log（− log）の作図による方法

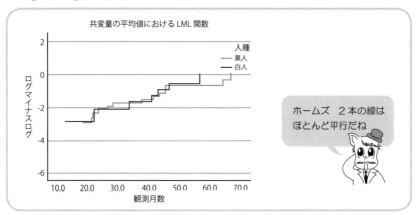

共変量の平均値における LML 関数

人種
—— 黒人
—— 白人

ホームズ 2本の線は
ほとんど平行だね

■ 時間と共変量の交互作用による方法

	B	SE	Wald	df	Sig.	Exp(B)
Variables in the Equation						
飲酒			2.319	2	.314	
飲酒 (1)	.195	.581	.112	1	.737	1.215
飲酒 (2)	.907	.645	1.980	1	.159	2.478
年齢	.011	.023	.221	1	.638	1.011
HDL	-6.607	2.345	7.938	1	.005	.001
T_COV_* 人種	.012	.017	.549	1	.459	1.012

↑
有意確率

T_COV_＊人種の有意確率のところをみると

　　　　有意確率 0.459 ＞有意水準 0.05

なので，

交互作用
＝ T_COV_＊人種

　　　　仮説 H_0：時間と人種の間には交互作用はない

は棄却されません．よって，

　　“比例ハザード性が成り立っている”

と仮定できます．

データの型・パターン 7.5

次のデータの型の場合，どのような医療統計があるのだろうか？

データの型・パターン 7.5

No.	変数 X_1	変数 X_2	変数 X_3	←異なる変数
1	$x_1(1)$	$x_2(1)$	$x_3(1)$	
2	$x_1(2)$	$x_2(2)$	$x_3(2)$	
⋮	⋮	⋮	⋮	
N	$x_1(N)$	$x_2(N)$	$x_3(N)$	

データの型の特徴

●従属変数，独立変数といった区別はありません．

分析したいこと

●変数と変数の関連を調べたい

●変数と変数の間の共通要因は何か？

●変数と変数の総合化

はじめに確認しておきたいこと

●変数の正規性は仮定できるのか？

因子分析のときは
変数の正規性を
チェックしておこう

●変数の共通要因や変数の総合化とは？

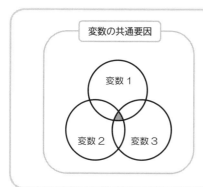

変数の共通要因

変数 1
変数 2　変数 3

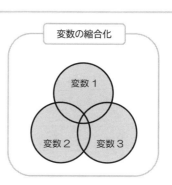

変数の縮合化

変数 1
変数 2　変数 3

181

【データ】

次の表は，データの型・パターン 7.5 に対応しています.

表 7.6

No.	被験者	入院日数	性別	年齢	窓の面積	ベッド照度
1	A	14	0	45	3.76	3100
2	B	11	0	32	3.28	3900
3	C	9	1	53	6.20	5300
4	D	7	1	52	8.16	6700
5	E	12	0	55	2.64	3400
6	F	5	1	37	9.50	6900
7	G	7	0	46	6.50	6700
8	H	18	1	65	1.80	2800
9	I	6	1	36	6.96	6000
10	J	16	0	48	3.44	2100
11	K	25	1	61	1.14	1200
12	L	9	1	35	7.84	6400
13	M	13	0	31	2.16	3700
14	N	11	0	24	3.36	2000
15	O	18	0	68	2.03	1500
16	P	7	0	32	6.72	6800
17	Q	15	0	46	1.84	3100
18	R	9	1	38	4.24	4500
19	S	12	1	41	2.96	3800
20	T	8	0	37	6.55	6500
21	U	13	0	27	4.80	4800
22	V	11	1	68	5.20	5600
23	W	12	1	32	4.40	5100

ワトソン君
このデータについて
説明してくれたまえ

このデータは，病室で明るさが人体に与える影響を調べるため，入院日数，性別，年齢，窓の面積，ベッド周りの照度を調査した結果なんだ.

でも，被験者の状態によって，入院日数に差が出ないかい？

もちろんその通りだよ，ホームズ.
被験者は，なるべく同じ条件にそろえてあるよ.

あと，相関係数の信頼区間を求めるときは
データの正規性が必要なんじゃないか？

確かに！
それはコンピュータにまかせようよ.

■ 正規性の検定

Tests of Normality

	Kolmogorov-Smirnov			Shapiro-Wilk		
	Statistic	df	Sig.	Statistic	df	Sig.
入院日数	.125	23	.200*	.930	23	.111
年齢	.152	23	.183	.938	23	.162
窓の面積	.123	23	.200*	.952	23	.327
ベッド照度	.119	23	.200*	.935	23	.142

*This is a lower bound of the true significance.

↑
有意確率

■ 相関分析

相関分析は，次のようになります．

Correlations

Variable	Variable2	Correlation	Statistic Lower C.I.	Upper C.I.
ベッド照度	入院日数	-.864	-.941	-.701
	年齢	-.312	-.641	.115
	窓の面積	.902	.779	.958
	ベッド照度	1.000	--	--
窓の面積	入院日数	-.838	-.929	-.650
	年齢	-.289	-.627	.140
	窓の面積	1.000	--	--
	ベッド照度	.902	.779	.958
入院日数	入院日数	1.000	--	--
	年齢	.483	.089	.747
	窓の面積	-.838	-.929	-.650
	ベッド照度	-.864	-.941	-.701
年齢	入院日数	.483	.089	.747
	年齢	1.000	--	--
	窓の面積	-.289	-.627	.140
	ベッド照度	-.312	-.641	.115

Missing value handling: PAIRWISE, EXCLUDE.
C.I. Level: 95.0

　　　　　　　　　　↑　　　　　↑　　　　↑
　　　　　　　相関係数　　　下限　　　上限

分析の手順は
参考文献 [23] 第 6 章参照

● 入院日数と窓の面積について

　　　相関係数 $r = -0.838$ なので,

　　　　"窓の面積が広いと入院日数が短くなる"

　　ことがわかります.

つまり
相関係数 ＝ 0
にはならない
ということだね

　　　　相関係数の95%信頼区間は

　　　　　$-0.929 \leq$ 相関係数 $r \leq -0.650$

　　　になっています.

● 入院日数とベッド照度について

　　　相関係数 $r = -0.864$ なので,

　　　　"ベッド照度が明るいと入院日数が短くなる"

　　ことがわかります.

そうだ, 信頼関係は
仮説の検定の
代わりになるね

　　　　相関係数の95%信頼区間は

　　　　　$-0.941 \leq$ 相関係数 $r \leq -0.701$

　　　になっています.

r の信頼区間が
負 $\leq r \leq$ 正
のようになったら
どうしようか?

そのときは
$r = 0$
の可能性があるから
"相関がある"
とはいえないだろうね

2 因子分析

【データ】

次の表は，データの型・パターン 7.7 に対応しています．

表 7.7

No.	寝室	居間	階段	ベランダ	浴室	トイレ	食堂	玄関	庭	廊下
1	2	1	3	3	4	4	3	4	3	2
2	1	1	3	4	5	4	5	5	3	3
3	2	2	3	3	2	4	4	5	1	4
4	3	1	3	3	4	4	4	3	3	4
5	3	1	3	3	3	3	3	3	3	3
6	2	2	2	1	3	3	3	1	3	3
7	3	4	2	4	4	4	4	3	2	4
8	2	1	3	3	3	3	3	3	3	2
9	2	2	3	4	3	3	4	5	2	4
10	3	1	1	3	3	3	4	4	3	3
11	2	1	3	1	1	1	1	1	1	1
12	1	1	1	3	5	5	4	4	3	4
13	2	2	3	4	3	3	3	4	3	4
14	1	1	1	1	1	1	1	1	1	1
15	2	2	3	1	1	4	4	4	4	2
16	2	2	3	2	2	3	3	2	2	3
17	2	1	3	2	1	3	3	2	1	2
18	2	2	3	4	2	5	3	2	3	2
⋮	⋮	⋮	⋮	⋮	⋮	⋮	⋮	⋮	⋮	⋮
69	3	4	3	3	3	3	3	3	3	3
70	1	1	3	2	5	4	5	5	1	5
71	2	2	3	3	2	3	2	4	2	4
72	1	2	3	5	2	5	5	5	1	5
73	2	5	3	1	5	3	4	3	3	5
74	2	2	3	1	4	4	4	2	3	5
75	2	3	3	5	5	5	5	5	5	5
76	3	1	1	2	1	3	2	2	1	1
77	1	1	1	3	1	4	3	3	3	3
78	1	3	4	3	4	4	5	1	3	4
79	1	1	2	3	3	3	3	4	3	4
80	3	1	3	1	1	1	3	2	1	2

ワトソン君，このデータについて説明してくれたまえ.

 いいよ，ホームズ.
このデータは，住宅内での高齢者の転倒事故が
多くみられる空間について調査した結果だよ.

 でも，人間が転ぶのは，段差のあるところや
滑りやすいところなんじゃないか？

 そうだね．それを共通要因として確認しよう
という試みかな.

 ということは，因子分析かな？
ワトソン君，このデータは数値だけど，
順序データみたいだね.

 そうなんだ.
正規性に問題があるかもしれないから，
最尤法ではなくて，主因子法で分析してみよう.

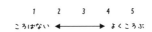

```
     1    2    3    4    5
ころばない ←──────→ よくころぶ
```

因子分析では
最尤法が
よく使われています

 分析の手順は
参考文献 [13] 第 10 章参照

■ 因子分析

バリマックス回転後の因子負荷は，次のようになります．

Rotated Factor Matrix[a]

	Factor		
	1	2	3
食堂	.803	.229	.026
浴室	.801	.089	.032
トイレ	.715	.205	-.113
廊下	.703	.275	.189
庭	.591	.172	.075
玄関	.281	.783	.061
ベランダ	.414	.522	.079
階段	.060	.307	.292
居間	.333	-.063	.724
寝室	-.165	.133	.435

Extraction Method: Principal Axis Factoring.
Rotation Method: Varimax with Kaiser Normalization.
[a]Rotation converged in 6 iterations.

● 第1因子について

食堂, 浴室, トイレといった変数の因子負荷が
大きいので，

"第1因子は 水回り"

であることがわかります．

因子の読み取り方は
「入門はじめての多変量解析」
第4章を参照してください

●第2因子について

玄関, ベランダ, 階段といった変数の因子負荷が大きいので

"第2因子は段差のあるところ"

であることがわかります.

■ KMO とバートレットの検定

KMO とバートレットの検定は, 次のようになります.

KMO and Bartlett's Test		妥当性 ↓
Kaiser-Meyer-Olkin Measure of Sampling Adequacy.		.823
Bartlett's Test of Sphericity	Approx. Chi-Square	267.341
	df	45
有意確率➡	Sig.	<.001

●KMO の妥当性

妥当性 = 0.823

なので, 因子分析をすることに妥当性があります.

妥当性 < 0.5
のときは
妥当性なしだね

●バートレットの検定

有意確率が 0.05 以下なので

変数間の共分散が 0 ではありません.

共分散が 0 でないときは
共通部分があるので

共通因子を考えることに
意味があるよ

■ 説明された分散の合計

説明された分散の合計は，次のようになります．

Total Variance Explained

Factor	Initial Eigenvalues		Extraction Sums of Squared Loadings	
	Total	% of Variance	Total	% of Variance
1	4.043	40.433	3.034	30.344
2	1.414	14.143	1.208	12.080
3	1.051	10.511	.864	8.641
4	.850	8.500		
5	.626	6.257		
6	.540	5.400		
7	.510	5.101		
8	.380	3.796		
9	.335	3.354		
10	.251	2.506		

Extraction Method: Principal Axis Factoring.

↑　　　↑
因子　　分散

● 変数が 10 個あるので，因子も形式的に
　第 1 因子から第 10 因子まであります．

● 分散の大きい因子は
　第 1 因子，第 2 因子，第 3 因子
　となります．

$$4.043 + 1.414 + \cdots + 0.251 = 1 + 1 + \cdots + 1$$

分散の合計　　　　　　変数の個数

説明された
分散ってなんだい？

情報量のことだよ

■ スクリープロット

スクリープロットは，次のようになります．

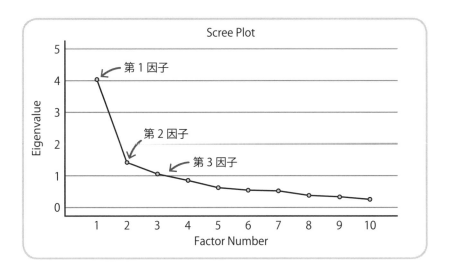

● スクリープロットは，因子の情報量の多さを
　グラフで表現したものです．

この図をみると，取り上げる因子は
第１因子　と　第２因子
が適当のようだね

データの型・パターン8

次のデータの型の場合，どのような医療統計があるのだろうか？

データの型・パターン8

グループA

No.	名義変数 Y	変数 X₁	変数 X₂
1	$y(1,1)$	$x_1(1,1)$	$x_2(1,1)$
2	$y(1,2)$	$x_1(1,2)$	$x_2(1,2)$
⋮	⋮	⋮	⋮
N_1	$y(1,N_1)$	$x_1(1,N_1)$	$x_2(1,N_1)$

グループB

No.	名義変数 Y	変数 X₁	変数 X₂
1	$y(2,1)$	$x_1(2,1)$	$x_2(2,1)$
2	$y(2,2)$	$x_1(2,2)$	$x_2(2,2)$
⋮	⋮	⋮	⋮
N_2	$y(2,N_2)$	$x_1(2,N_2)$	$x_2(2,N_2)$

データの型の特徴

グループ A とグループ B を
つなげると
パターン 7.2 になります

● 2つのグループ A，B に対して

対応している2つの変数 Y_1，X_2 を測定しています．

分析したいこと

● 2つのグループ間の差を調べたい

● 2つのグループの判別をしたい

はじめに確認しておきたいこと

- 2つのグループを判別したいのか？
- 2つのグループの差を調べたいのか？

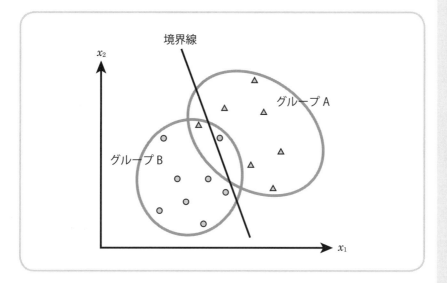

【データ】

次の表は，データの型・パターン 8 に対応しています.

表8.1

グループ A

No.	イヌ	体重	体脂肪率
1	1	19	32
2	1	25	24
3	1	22	34
4	1	17	27
5	1	24	35
6	1	15	21

↑
肥満の犬

グループ B

No.	イヌ	体重	体脂肪率
1	2	13	31
2	2	16	14
3	2	18	26
4	2	14	19
5	2	23	18
6	2	11	12
7	2	12	15

↑
健康な犬

ホームズ
よく見るとこのデータは
パターン7.2と同じになるね

ワトソン君，このデータについて説明してくれたまえ．

 いいよ，ホームズ．
この表は，肥満の犬のグループと健康な犬のグループの
体重と体脂肪を測定したデータなんだ．

 それで，君は何をしたいんだ？

 ２つのグループを判別したいんだよ．

 でも，このデータは，
２つのグループに分かれているよ．

 そうなんだけど，この２つのグループの間に，
境界線を入れたいんだ．
境界線が見つかれば，
僕の犬が肥満かどうか判別できるだろう？

まあ，それはそうだけど
君のコーギーは
見るからに肥満だよ

判別分析の手順は
参考文献［13］第 11 章参照

■ 基礎統計量

基礎統計量は，次のようになります．

Group Statistics

イヌ		Mean	Std. Deviation	Valid N (listwise) Unweighted	Weighted
肥満	体重	20.33	3.983	6	6.000
	体脂肪率	28.83	5.707	6	6.000
健康	体重	15.29	4.152	7	7.000
	体脂肪率	19.29	6.873	7	7.000

↑ 標本平均　　↑ 標準偏差

■ グループ間の差の検定

2つのグループ間の差の検定は，次のようになります．

Tests of Equality of Group Means

	Wilks' Lambda	F	df1	df2	Sig.
体重	.689	4.954	1	11	.048
体脂肪率	.602	7.259	1	11	.021

↑ 検定統計量　　　　　　　　↑ 有意確率

仮説 H_0：2つのグループ間に差はない

対立仮説 H_1：2つのグループ間に差がある

有意確率 [　　] ≦有意水準 0.05

のとき，仮説 H_0 は棄却されます．

したがって，2つのグループ間に差があるとなります．

> 仮説 H_0が棄却されないときは
> 判別分析をする意味がありません

■ ボックスの分散共分散行列の相等性の検定

ボックスの分散共分散行列の相等性の検定は,
次のようになります.

Test Results

Box's M		.697
F	Approx.	.186
	df1	3
	df2	433459.459
	Sig.	.906

← 有意確率

Tests null hypothesis of equal population
covariance matrices.

この検定の意味は？

等分散性の検定と
同じだよ！

仮説 H_0：分散共分散行列の相等性を仮定する

　　有意確率 $\boxed{0.906}$ ＞有意水準 0.05

なので, 仮説 H_0 は棄却されません.

したがって, 2つの分散共分散行列は等しいと仮定します.

■ ウィルクスのラムダ

ウィルクスのラムダは, 次のようになります.

Wilks' Lambda

Test of Function(s)	Wilks' Lambda	Chi-square	df	Sig.
1	.531	6.330	2	.042

↑
有意確率

　　仮説 H_0：2つのグループ間に差はない

　　対立仮説 H_1：2つのグループ間に差がある

　　　　有意確率 $\boxed{0.042}$ ≦有意水準 0.05

なので, 仮説 H_0 は棄却されます.

したがって,

　　"2つのグループ間に差がある"

ことがわかります.

■ 線型判別関数

線型判別関数は，次のようになります．

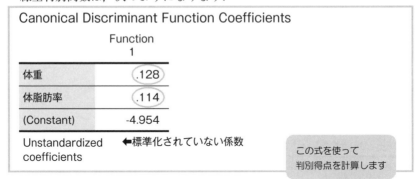

Canonical Discriminant Function Coefficients

	Function 1
体重	.128
体脂肪率	.114
(Constant)	-4.954

Unstandardized coefficients　←標準化されていない係数

この式を使って
判別得点を計算します

したがって，

$$線型判別関数 = \boxed{0.128} \times \boxed{体重} + \boxed{0.114} \times \boxed{体脂肪率} - 4.954$$

となります．

■ 標準化された判別関数

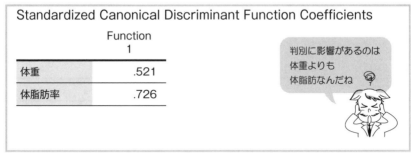

Standardized Canonical Discriminant Function Coefficients

	Function 1
体重	.521
体脂肪率	.726

判別に影響があるのは
体重よりも
体脂肪なんだね

標準化をしているので，

　　変数の単位に影響されない線型判別関数の係数

です．

■ 判別得点

	イヌ	体重	体脂肪率	Dis_1	Dis1_1
1	肥満	19	32	1	1.12415
2	肥満	25	24	1	.97984
3	肥満	22	34	1	1.73595
4	肥満	17	27	1	.29832
5	肥満	24	35	1	2.10581
6	肥満	15	21	2	-.64151
7	健康	13	31	1	.24254
8	健康	16	14	2	-1.31151
9	健康	18	26	1	.31226
10	健康	14	19	2	-.99743
11	健康	23	18	2	.04002
12	健康	11	12	2	-2.17918
13	健康	12	15	2	-1.70927

↑ 予想される
グループ

↑ 判別得点

■ 分類表

Classification Results[a,c]

			Predicted Group Membership		
		イヌ	1.00	2.00	Total
Original	Count	肥満	5	1	6
		健康	2	5	7
	%	肥満	83.3	16.7	100.0
		健康	28.6	71.4	100.0
Cross-validated[b]	Count	肥満	5	1	6
		健康	3	4	7
	%	肥満	83.3	16.7	100.0
		健康	42.9	57.1	100.0

[a] 76.9% of original grouped cases correctly classified.
[b] Cross validation is done only for those cases in the analysis. In cross validation, each case is classified by the functions derived from all cases other than that case.
[c] 69.2% of cross-validated grouped cases correctly classified.

データの型・パターン9

次のデータの型の場合，どのような医療統計があるのだろうか？

データの型・パターン9

グループA				グループB				グループC		
No.	変数 X_1	変数 X_2		No.	変数 X_1	変数 X_2		No.	変数 X_1	変数 X_2
1	$x_1(1,1)$	$x_2(1,1)$		1	$x_1(2,1)$	$x_2(2,1)$		1	$x_1(3,1)$	$x_2(3,1)$
2	$x_1(1,2)$	$x_2(1,2)$		2	$x_1(2,2)$	$x_2(2,2)$		2	$x_1(3,2)$	$x_2(3,2)$
⋮	⋮	⋮		⋮	⋮	⋮		⋮	⋮	⋮
N_1	$x_1(1,N_1)$	$x_2(1,N_1)$		N_1	$x_1(2,N_2)$	$x_2(2,N_2)$		N_1	$x_1(3,N_3)$	$x_2(3,N_3)$

↑共変量　　　　　　　↑共変量　　　　　　　↑共変量

データの型の特徴

- 3つのグループ A，B，C に対し，
  対応している2つの変数 X_1，X_2 を測定しています．

分析したいこと

- 3つのグループを判別したい

- 3つのグループ間の差を調べたい

- どのグループとどのグループの間に差があるか
  調べたい

主な医療統計

1 共分散分析 ……………………………………………………… p.202

共変量を利用した分散分析です

■ 多項ロジスティック回帰分析 ………………→参考文献［27］10 章

多項分布を利用して

予測確率を求める手法です

■ 判別分析 …………………………………………… 参考文献［13］11 章

判別得点を利用して

3つのグループを分類する手法です

はじめに確認しておきたいこと

● どの変数を共変量とし，

どの変数について，差を調べたいのか？

ワトソン君，共変量のことを
一言で説明してくれたまえ．

共変量は分析のときに
間接的に利用する変数のことだよ．

共変量は１個だけかい？

何個使ってもいいんだよ．

1 共分散分析

【データ】

次の表は，データの型・パターン 9 に対応しています．

表 9.1

麻酔薬 A

No.	持続時間	体重
1	43.6	77
2	56.8	85
3	27.3	53
4	35.0	64
5	48.4	67
6	42.4	72
7	25.3	55
8	51.7	81

　　　　　　↑　　　　↑
　　　従属変数　共変量

麻酔薬 B

No.	持続時間	体重
1	27.4	58
2	38.9	69
3	59.4	81
4	43.2	76
5	15.9	48
6	22.2	51
7	52.4	72
8	56.7	64

　　　　　　↑　　　　↑
　　　従属変数　共変量

麻酔薬 C

No.	持続時間	体重
1	18.3	68
2	21.7	75
3	29.5	80
4	15.6	63
5	9.7	55
6	16.0	65
7	7.5	57
8	24.6	78

　　　　　　↑　　　　↑
　　　従属変数　共変量

ワトソン君，このデータについて説明してくれたまえ．

いいよ，ホームズ．
このデータは，変数が 2 つあるのだけど，
研究目的は麻酔薬の持続時間なんだ．

麻酔薬の持続時間だって？
そのデータは「データの型・パターン3」で取り上げたよ.

ホームズ，よく見てくれたまえ.
このデータは，持続時間と体重になっているだろう！
つまり，体重も一緒に，グループ間の差の検定をしたいんだよ.

ワトソン君，このデータをながめていると
次のような単回帰式を連想しないかい？

●麻酔薬A

持続時間＝□□□×体重＋□□□

●麻酔薬B

持続時間＝□□□×体重＋□□□

●麻酔薬C

持続時間＝□□□×体重＋□□□

う〜ん，さすが名探偵だね，君は！
共分散分析は,
分散分析と回帰分析をいっしょにした分析
なんだよ.

分析の手順は
参考文献[14]第10章参照

■ 共分散分析のしくみ

Step 1：共分散分析のモデルを作る

　各グループに対し，次のような
回帰直線のモデルを考えます．

- ●グループA …… $X_1 = a_1 + b_1 X_2$
- ●グループB …… $X_1 = a_2 + b_2 X_2$
- ●グループC …… $X_1 = a_3 + b_3 X_2$

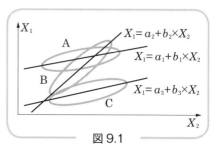

図 9.1

Step 2：回帰直線の平行性の検定をする 　　　　☞ p.206 へ

　3つのグループ間に差があるかどうかを調べるためには，
とりあえず，

　　　　　　"3 本の回帰直線A，B，Cが平行"

でなければ先に進めません．

　というのも，3 本が平行でない場合には，図 9.3 のように
X_2 の値の位置によって，X_1 の差が異なってしまいます．

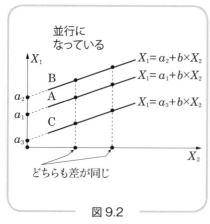

図 9.2

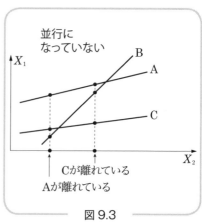

図 9.3

Step 3：回帰の有意性の検定をする ☞ p.207 へ

次に，3つの回帰直線が互いに平行であることがわかっても，
直線の傾きが 0 であれば，次のように

$$X_1 = a_1 + \boxed{0} \times X_2$$
$$X_1 = a_2 + \boxed{0} \times X_2$$
$$X_1 = a_3 + \boxed{0} \times X_2$$

共変量を考えた意味がなくなってしまいます．

これでは
x_1 の分散分析と
同じです

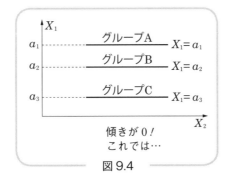

図9.4

そこで，

"回帰直線の傾きが $\boxed{0}$ か $\boxed{0}$ でないか？"

の検定をします．

Step 4：グループ間の差の検定と多重比較をする ☞ p.208 へ

そこで，

回帰直線の傾きが $\boxed{0}$ でないと

いうことになれば，

ここで初めて

グループ間の差の検定と多重比較をすることができます．

共分散分析のしくみはややこしいので
参考文献 [7] 第 7 章を参照してください

■ 平行性の検定

平行性の検定は，次のようになります．

Tests of Between-Subjects Effects

Source	Type III Sum of Squares	df	Mean Square	F	Sig.
Corrected Model	5232.769[a]	5	1046.554	29.319	<.001
Intercept	497.720	1	497.720	13.943	.002
麻酔薬	29.147	2	14.573	.408	.671
体重	2200.043	1	2200.043	61.633	<.001
麻酔薬 * 体重	75.589	2	37.795	1.059	.368

検定統計量

交互作用の有意確率

[a] R Squared = .891 (Adjusted R Squared = .860)

仮説 H_0：平行性を仮定する
対立仮説 H_1：平行性を仮定できない

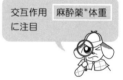

交互作用 麻酔薬*体重
に注目

有意確率 0.368 ≦有意水準 0.05
なので，仮説 H_0 は棄却されません．

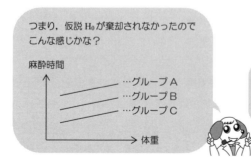

つまり，仮説 H_0 が棄却されなかったので
こんな感じかな？

麻酔時間

…グループ A
…グループ B
…グループ C

体重

でも，傾きは 0 かも
しれないよ！
ワトソン君

■ 回帰の有意性の検定

回帰の有意性の検定は，次のようになります.

Parameter Estimates

Parameter	B	Std. Error	検定統計量 ↓ t	Sig.	95% Confidence Interval Lower Bound	Upper Bound
Intercept	-48.231	8.305	-5.807	<.001	-65.555	-30.906
体重	.977	.119	8.230	<.001	.730	1.225
[麻酔薬 =1]	21.862	3.002	7.282	<.001	15.599	28.124
[麻酔薬 =2]	24.338	3.014	8.075	<.001	18.051	30.624
[麻酔薬 =3]	0			↑ 有意確立		

体重の有意確率に注目します.

仮説 H_0：回帰係数 $= \boxed{0}$

対立仮説 H_1：回帰係数 $\neq \boxed{0}$

有意確率 $\boxed{< 0.001} \leq$ 有意水準 0.05

なので，仮説 H_0 は棄却されます.

● Bのところを見ると

体重の**共通の傾き**は，$\boxed{0.977}$ となります.

> つまり，"共通な傾き $= \boxed{0}$" が棄却されたから
> "共通な傾き $= \boxed{0.977}$" になったんだね
> ホームズ

■ グループ間の差の検定

グループ間の差の検定は，次のようになります．

Tests of Between-Subjects Effects

Source	Type III Sum of Squares	df	Mean Square	F	Sig.
Corrected Model	5157.180	3	1719.060	47.877	<.001
Intercept	592.941	1	592.941	16.514	<.001
体重	2432.206	1	2432.206	67.739	<.001
麻酔薬	2865.548	2	1432.774	39.904	<.001

検定統計量 → F

有意確率 → Sig.

Source	Partial Eta Squared	Observed Power
Corrected Model	.878	1.000
Intercept	.452	.971
体重	.772	1.000
麻酔薬	.800	1.000

効果サイズ ↑　検出力 ↑

麻酔薬の有意確率に注目します．

仮説 H_0：3つのグループ間に差はない
対立仮説 H_1：3つのグループ間に差がある
有意確率 < 0.001 ≦有意水準 0.05
なので，仮説 H_0 は棄却されます．
したがって，

"3種類の麻酔薬 A，B，C の間に有意差がある"
ことがわかります．

多重比較は，次のようになります．

Pairwise Comparisons

(I) 麻酔薬	(J) 麻酔薬	Mean Difference (I-J)	Std. Error	Sig. [b]
麻酔薬 A	麻酔薬 B	-2.476	3.041	1.000
	麻酔薬 C	21.862*	3.002	<.001
麻酔薬 B	麻酔薬 A	2.476	3.041	1.000
	麻酔薬 C	24.338*	3.014	<.001
麻酔薬 C	麻酔薬 A	-21.862*	3.002	<.001
	麻酔薬 B	-24.338*	3.014	<.001

* The mean difference is significant at the .05 level.
[b] Adjustment for multiple comparisons: Bonferroni.

↑
有意確率

↑
ボンフェローニの調整

有意確率が有意水準 0.05 以下の組合せは

　　　　{麻酔薬 A と麻酔薬 C}　　　　{麻酔薬 B と麻酔薬 C}

であることがわかります．

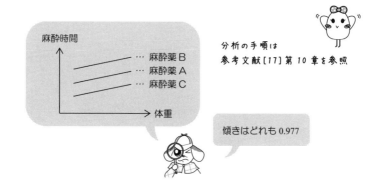

麻酔時間

··· 麻酔薬 B
··· 麻酔薬 A
··· 麻酔薬 C

→ 体重

分析の手順は
参考文献 [17] 第 10 章を参照

傾きはどれも 0.977

データの型・パターン 10

次のデータの型の場合，どのような医療統計があるのだろうか？

データの型・パターン 10

	属性 A	
	カテゴリ A_1	カテゴリ A_2
データの個数	m_1	m_2

データの型の特徴

- A_1 という特性をもつデータの個数が m_1 個です．

- A_2 という特性をもつデータの個数が m_2 個です．

分析したいこと

- カテゴリ A_1 の比率の区間推定をしたい

- カテゴリ A_2 の比率の区間推定をしたい

- カテゴリ A_1 の比率の検定をしたい

- カテゴリ A_2 の比率の検定をしたい

カテゴリ A_1 の標本比率 $= \dfrac{m}{m_1 + m_2}$

カテゴリ A_2 の標本比率 $= \dfrac{m_2}{m_1 + m_2}$

次のデータをカテゴリごとにまとめると
データの型・パターン 10 の表ができあがります

表 10.1

No	花粉症治療	No	花粉症治療	
1	効果あり	11	効果あり	← カテゴリ A_1
2	効果あり	12	効果なし	
3	効果なし	13	効果あり	
4	効果あり	14	効果あり	
5	効果あり	15	効果あり	
6	効果あり	16	効果なし	← カテゴリ A_2
7	効果なし	17	効果あり	
8	効果あり	18	効果あり	
9	効果あり	19	効果なし	
10	効果なし	20	効果あり	

【データ】

次の表は，データの型・パターン 10 に対応しています．

表 10.2

	花粉症治療	
	効果あり	効果なし
被験者の人数	14 人	6 人

■ 基礎統計量

● 花粉症治療で効果のあった人の標本比率

$$標本比率 = \frac{14}{14+6} = 0.7$$

● 花粉症治療で効果のなかった人の標本比率

$$標本比率 = \frac{6}{14+6} = 0.3$$

母比率の区間推定・母比率の検定
の手順は
参考文献 [5] 第 3 章 p.124
　　　　　 第 4 章 p.158　参照

ワトソン君，このデータについて説明してくれたまえ．

 いいよ，ホームズ．
このデータは，花粉症治療について，
効果があるかないかの実験データだ．

 それで，効果はあるのかい？

 標本比率は，次のようになる．
- 効果ありの標本比率＝ 0.7
- 効果なしの標本比率＝ 0.3

だから，効果があると思うけど……

 ワトソン君，データは単純だけど，
やはり，きちんとした統計処理が大切だよ．

 そうだね．
この治療法を開発した人は
治療効果＝ 0.85　　　　　　　☞ p.216
と主張しているから，仮説の検定もしてみよう．

母比率の区間推定は，次のようになります.

One-Sample Proportions Confidence Intervals

	Interval Type	Successes	Observed Trials	Proportion
花粉症治療効果あり	Agresti-Coull	14	20	.700
	Jeffreys	14	20	.700
	Wilson Score	14	20	.700

↑
標本比率

	Interval Type	95% Confidence Interval Lower	Upper
花粉症治療効果あり	Agresti-Coull	.479	.857
	Jeffreys	.483	.864
	Wilson Score	.481	.855

↑ 下限　　　↑ 上限

したがって，

- アグレスティ・カウル（Agresti-Coull）の場合
  0.479 ≦母比率≦ 0.857

- ジェフリーズ（Jeffreys）の場合
  0.483 ≦母比率≦ 0.864

- ウィルソンのスコア（Wilson Score）の場合
  0.481 ≦母比率≦ 0.855

となります.

母比率の区間推定の公式 　　　　　　　$N \geqq 30$ または $m \geqq 5$ の場合

2項母集団からの標本 $\{x_1 \quad x_2 \cdots x_N\}$ をランダムに抽出したとき,

カテゴリAに属するデータの個数がmであれば,

母比率pの95％信頼区間は,次のようになる.

$$\frac{m}{N} - 1.96 \times \sqrt{\frac{\frac{m}{N} \times \left(1 - \frac{m}{N}\right)}{N}} \leqq p \leqq \frac{m}{N} + 1.96 \times \sqrt{\frac{\frac{m}{N} \times \left(1 - \frac{m}{N}\right)}{N}}$$

この公式を使うと,

● 下限 $= \dfrac{14}{20} - 1.96 \times \sqrt{\dfrac{\dfrac{14}{20} \times \left(1 - \dfrac{14}{20}\right)}{20}} = \boxed{0.499}$

● 上限 $= \dfrac{14}{20} + 1.96 \times \sqrt{\dfrac{\dfrac{14}{20} \times \left(1 - \dfrac{14}{20}\right)}{20}} = \boxed{0.901}$

となります.

ワトソン
このデータはサンプル数が少し
少ないんじゃないか？

そうだね！
データの個数 $N \geqq 30$
は欲しいところだ！

母比率の仮説の検定は，次のようになります．

One-Sample Proportions Tests

	Test Type	Successes	Observed Trials	Proportion
花粉症治療効果あり	Mid-p Adjusted Binomial	14	20	.700
	Score	14	20	.700

	Test Type	Z	Significance One-Sided p	Significance Two-Sided p
花粉症治療効果あり	Mid-p Adjusted Binomial		.045	.089
	Score	-1.879	.030	.060

a Test Value = .85

母比率 ↑　検定統計量 ↑　片側有意確率 ↑　両側有意確率 ↑

　　　仮説 H_0：母比率 = 0.85

　　対立仮説 H_1：母比率 ≠ 0.85

　　　　片側有意確率 0.030 ≦ 有意水準 0.05

のとき，仮説 H_0 は棄却されます．

　　　　両側有意確率 0.060 > 有意水準 0.05

のとき，仮説 H_0 は棄却されません．

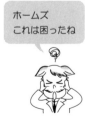

ホームズ
これは困ったね

片側か両側か
それが問題だ！

検定統計量の公式

データ数 N の標本の標本比率を $\dfrac{m}{N}$ とする.

このとき,母比率 p の検定統計量

$$T(m,\ N) = \frac{\dfrac{m}{N} - p_0}{\sqrt{\dfrac{p_0(1-p_0)}{N}}}$$

は,標準正規分布 $N(0,\ 1^2)$ に従う.

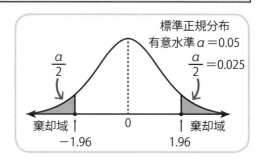

標準正規分布
有意水準 $\alpha = 0.05$

$\dfrac{\alpha}{2}$ $\dfrac{\alpha}{2} = 0.025$

棄却域 ↑ 0 ↑ 棄却域
　−1.96　　　　1.96

● **両側検定**

仮説 $H_0 : p = p_0$

対立仮説 $H_1 : p \neq p_0$

検定統計量 $T(m,\ N)$ が棄却域に入るとき,

有意水準 $\alpha = 0.05$ で仮説 H_0 を棄却します.

● この公式を使うと,

$$\text{検定統計量 T} = \frac{\dfrac{14}{20} - \boxed{0.85}}{\sqrt{\dfrac{\boxed{0.85} \times (1 - \boxed{0.85})}{20}}} = \boxed{-1.879}$$

となります.

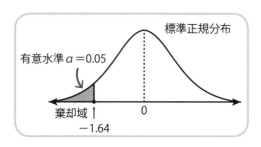

標準正規分布

有意水準 $\alpha = 0.05$

棄却域 ↑ 0
　−1.64

ワトソン君
これは
難事件だね

データの型・パターン **11.1**

次のデータの型の場合，どのような医療統計があるのだろうか？

データの型・パターン 11.1

		属性 B	
		カテゴリ B_1	カテゴリ B_2
属性 A	カテゴリ A_1	m_{11}	m_{12}
	カテゴリ A_2	m_{21}	m_{22}

←データの個数

↑
グループ
特性・属性
A_1，A_2

2×2 クロス集計表です

データの型の特徴

- 縦に 2 つの A_1，A_2，横に 2 つの B_1，B_2 が並んでいます．

分析したいこと

- 属性 A と属性 B の関連を調べたい
- 属性 A を 2 つのグループと考えた時，
  2 つのグループの比率の差を調べたい

2 つの母比率の差の検定の分析の手順は
参考文献 [12] 第 17 章参照

主な医療統計

はじめに確認しておきたいこと

ワトソン君，分析をはじめる前に
確認しておきたいことはあるかい？

このデータの型は，いろいろな手法があるから，
やはり，研究の目的に合った統計処理を
決めておくことかな？

そうだね．データを集める前に
研究計画をしっかりたてておこう！

オッズ比の検定の分析の手順は
参考文献[17]第8章 p.161参照

1 独立性の検定

【データ】

次の表は，データの型・パターン 11.1 に対応しています．

表 11.1

		花粉症	
		悩んでいる	悩んでいない
環境	大都市	132 人	346 人
	地方都市	112 人	403 人

 ワトソン君，このデータについて説明してくれたまえ．

 いいよ，ホームズ．このデータは，
住んでいる環境と花粉症とのクロス集計表だ．

 クロス集計表とくれば，
環境と花粉症の独立性の検定だね．
仮説はどうなるんだい？

 独立性の検定の仮説は，
　　　仮説 H_0：環境と花粉症の間に関連はない
とくるね．

独立性の検定の手順は
参考文献 [12] 第 16 章
　　　　[23] 第 12 章　参照

■ 独立性の検定

独立性の検定は，次のようになります．

Chi-Square Tests

検定統計量➡	Value	df	Asymptotic Significance (2-sided)
Pearson Chi-Square	4.605[a]	1	.032
Continuity Correction[b]	4.294	1	.038
Likelihood Ratio	4.604	1	.032
N of Valid Cases	993		

[a] 0 cells (0.0%) have expected count less than 5.
The minimum expected count is 117.45.
[b] Computed only for a 2x2 table

↑
漸近両側
有意確率

仮説 H_0：環境と花粉症の間に関連はない
対立仮説 H_1：環境と花粉症の間に関連がある

Expected count
＝期待度数

漸近両側有意確率 0.032 ≦有意水準 0.05

なので，仮説 H_0 は棄却されます．

したがって，

" 環境と花粉症の間には関連がある "

ことがわかります．

イエーツの連続補正とは離散型分布を連続型分布で近似するときに
おこなわれる補正のこと．２項分布をカイ２乗分布のような連続分布で
近似するときにはイエーツの補正を行うことが多い．

SPSS の正確確率検定を使うと
少ないデータでも
正確な確率を求めることができます

次の表は，データの型・パターン 11.1 に対応しています．

表 11.2

		花粉症	
		悩んでいる	悩んでいない
環境	大都市	132 人	346 人
	地方都市	112 人	403 人

ワトソン君，このデータについて説明してくれたまえ．

このデータは，
住んでいる環境と花粉症とのクロス集計表なんだが，
独立性の検定ではないんだよ．

では，どんな検定をしたいのかな？

大都市に住んでいる人が花粉症にかかる比率と，
地方都市に住んでいる人が花粉症にかかる比率が
同じかどうか調べたいんだよ．

つまり，その 2 つの比率に差があるかどうか
調べたいんだね．

■ 2つの母比率の差の検定

2つの母比率の差の検定は，次のようになります．

Independent-Samples Proportions Tests

	Test Type	Z	Significance One-Sided p	Significance Two-Sided p
花粉症 悩んでいる	Wald H0	2.146	.016	.032
	Wald H0 (Continuity Corrected)	2.072	.019	.038

検定統計量　片側有意確率　両側有意確率

仮説 H_0：2つの母比率に差はない

対立仮説 H_1：2つの母比率に差がある

両側有意確率 $\boxed{0.032}$ ≦ 有意水準 0.05

なので，仮説 H_0 は棄却されます．

したがって，

"大都市の人が花粉症にかかる比率と

地方都市の人が花粉症にかかる比率に

差がある"

ことがわかります

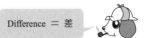

Difference ＝ 差

■ 2つの母比率の差の区間推定

	Interval Type	95% Confidence Interval of the Difference Lower	95% Confidence Interval of the Difference Upper
花粉症 悩んでいる	Agresti-Caffo	.005	.112

下限　　　　　　　　　上限

223

【データ】

次の表は，データの型・パターン 11.1 に対応しています．

表 11.3

		花粉症	
		悩んでいる	悩んでいない
環境	大都市	132 人	346 人
	地方都市	112 人	403 人

ワトソン君，このデータについて説明してくれたまえ．

いいよ，ホームズ．
このデータは，オッズ比の検定をしたいんだ．

オッズって，競馬のオッズかい？

似たようなものだけど，
オッズ比は次の 2 つのオッズの比のことだよ．

●大都市のオッズ$=\dfrac{132}{346}$

●地方都市のオッズ$=\dfrac{112}{403}$

■ オッズ比の検定

オッズ比の検定は，次のようになります．

Mantel-Haenszel Common Odds Ratio Estimate

Estimate		オッズ比➡1.373	
In(Estimate)		.317	
Standard Error of In(Estimate)		.148	
Asymptotic Significance (2-sided)		漸近両側有意確率➡ .032	
Asymptotic 95% Confidence Interval	Common Odds Ratio	Lower Bound	1.027
		Upper Bound	1.834
	In(Common Odds Ratio)	Lower Bound	.027
		Upper Bound	.607

The Mantel-Haenszel common odds ratio estimate is asymptotically normally distributed under the common odds ratio of 1.000 assumption. So is the natural log of the estimate.

● **オッズ比の計算**は，次のようになります．

● 大都市のオッズ $= \dfrac{132}{346} = 0.3815$

● 地方都市のオッズ $= \dfrac{112}{403} = 0.2779$

● オッズ比 $= \dfrac{0.3815}{0.2779} = \boxed{1.373}$

> オッズ比が 1 の場合
> 大都市のオッズ
> ＝地方都市のオッズ
> となります

● **オッズ比の検定**

仮説 H_0：オッズ比 $= \boxed{1}$

対立仮説 H_1：オッズ比 $\neq \boxed{1}$

漸近両側有意確率 $\boxed{0.032}$ ≦有意水準 0.05

なので，仮説 H_0 は棄却されます．

したがって，

"大都市の人は地方都市の人に比べて

花粉症で悩むリスクは 1.373 倍である"

ことがわかります．

　次のデータは，糖尿病の人 51 人と糖尿病でない人 149 人に対して，スポーツが好きが嫌いかを調査した結果です．

表 11.4

	糖尿病の人	糖尿病でない人
スポーツが嫌い	35 人	65 人
スポーツが好き	16 人	84 人

　このデータの場合，興味があるのは……

●糖尿病の人のうち，スポーツが嫌いな人と好きな人の割合の比

$$\frac{\dfrac{35}{35+16}}{\dfrac{16}{35+16}} = \frac{35}{16} \quad \cdots\cdots \quad オッズ$$

●糖尿病でない人のうち，スポーツが嫌いな人と好きな人の割合の比

$$\frac{\dfrac{65}{65+84}}{\dfrac{84}{65+84}} = \frac{65}{84} \quad \cdots\cdots \quad オッズ$$

　したがって，このデータの場合，オッズ比は

$$オッズ比 = \frac{\dfrac{35}{16}}{\dfrac{65}{84}} = \frac{35 \times 84}{16 \times 65} = 2.827$$

> このオッズ比は 2.827 だから
> スポーツが嫌いな人は
> スポーツが好きな人に比べて
> 糖尿病になるリスクが 2.827 倍高い
> ということだね

となります．

5 コホート研究 —それは前向き研究—

次のデータは，スポーツの嫌いな人 100 人とスポーツの好きな人
100 人に対して，10 年間，追跡調査をした結果です．

表 11.5

	糖尿病になった人	糖尿病にならなかった人
スポーツが嫌い	35人	65人
スポーツが好き	16人	84人

このデータの場合，興味があるのは……

● スポーツが嫌いな人のうち，糖尿病になった人の割合

$$\frac{35}{35+65}=0.35$$

● スポーツが好きな人のうち，糖尿病になった人の割合

$$\frac{16}{16+84}=0.16$$

したがって，このデータの場合，リスク比は

$$リスク比 = \frac{\dfrac{35}{35+65}}{\dfrac{16}{16+84}}=2.188$$

となります．

> このリスク比は 2.188 だから
> スポーツが嫌いな人は
> スポーツが好きな人に比べて
> 糖尿病になるリスクが
> 2.188 倍高いということだね

6 フィッシャーの正確確率検定

■ フィッシャーの正確確率検定

フィッシャーの正確確率検定は，次のようになります．

Chi-Square Tests

検定統計量➡	Value	df	Asymptotic Significance (2-sided)	Exact Sig. (2-sided)	Exact Sig. (1-sided)
Pearson Chi-Square	4.605[a]	1	.032	.033	.019
Continuity Correction[b]	4.294	1	.038		
Likelihood Ratio	4.604	1	.032	.033	.019
Fisher's Exact Test				.033	.019
Linear-by-Linear Association	4.600[c]	1	.032	.033	.019
N of Valid Cases	993			正確両側有意確率	

[a] 0 cells (.0%) have expected count less than 5. The minimum expected count is 117.45.
[b] Computed only for a 2x2 table
[c] The standardized statistic is 2.145.

仮説 H_0：環境と花粉症は関連がない

対立仮説 H_1：環境と花粉症は関連がある

正確両側有意確率 $\boxed{0.033}$ ≦有意水準 0.05

なので，仮説 H_0 は棄却されます．

したがって，

"環境と花粉症の間には関連がある"

ことがわかります．

■ フィッシャーの正確確率検定の定義

2 x 2 table

	Column 1	Column 2	Column total
Row 1	n1	n2	n1+n2
Row 2	n3	n4	n3+n4
Row total	n1+n3	n2+n4	N

Conditional on the observed marginal totals, the values of the four cell counts can be expressed as the observed count of the first cell n_1 only. Under the hypothesis of independence, the count of the first cell N_1 follows a hypergeometric distribution with the probability of $N_1 = n_1$ given by

$$\mathrm{Prob}\,(N_1{=}n_1) \ = \ \frac{(n_1{+}n_2)!\,(n_3{+}n_4)!\,(n_1{+}n_3)!\,(n_2{+}n_4)!}{N!\,n_1!\,n_2!\,n_3!\,n_4!}$$

where N_1 ranges from max $(0,\, n_1{-}n_4)$ to min $(n_1{+}n_2,\, n_1{+}n_3)$ and $N{=}n_1{+}n_2{+}n_3{+}n_4$.

ホームズ！
助けてくれ〜

君は英国人だろ？！
ワトソン博士！

● 片側有意確率

The exact one-tailed significance p_1 level is defined as

$$p_1{=}\begin{cases} \mathrm{Prob}\,(N_1 \geq n_1) & \text{if } n_1 > E(N_1) \\ \mathrm{Prob}\,(N_1 \leq n_1) & \textit{if } n_1 \leq E(N_1) \end{cases}$$

where $E(N_1){=}(n_1{+}n_2)\,(n_1{+}n_3)\,/N$.

● 両側有意確率

The exact two-tailed significance level p_2 is defined as the sum of the one-tailed significance level p_1 and the probabilities of all points in the other side of the sample space of N_1 which are not greater than the probability of $N_1{=}n_1$

■ オッズ比の検定と2つの母比率の差の検定の関係

表 11.6 オッズ比のためのクロス集計表

	起こる確率	起こらない確率
出来事A	p	$1-p$
出来事B	q	$1-q$

このとき，オッズ比は次のようになります．

$$\text{オッズ比} = \frac{\dfrac{p}{1-p}}{\dfrac{q}{1-q}}$$

● オッズ比を $\boxed{1}$ にしてみると.

$$\text{オッズ比} = \frac{\dfrac{p}{1-p}}{\dfrac{q}{1-q}} = 1$$

この式を変形すると

$$\frac{p}{1-p} = \frac{q}{1-q} \quad \cdots\cdots\rightarrow \quad p = q$$

つまり，オッズ比が $\boxed{1}$ ということは

"出来事 A の起こる確率 p" = "出来事 B の起こる確率 q"

ということ．

したがって

仮説 H_0：オッズ比 = $\boxed{1}$

を検定することと

仮説 H_0：2つの母比率 p, q は等しい

を検定することは同値であることがわかります.

■ オッズ比の検定と独立性の検定の関係

表 11.7　オッズ比とクロス集計表

	B が起こる	B が起こらない
A が起こる	a	b
A が起こらない	c	d

確率 $P(\mathrm{A})$, $P(\mathrm{B})$, $P(\mathrm{A}\cap\mathrm{B})$ を次のように定義します.

● $\quad P(\mathrm{A})$:　　　　　　A が起こる確率 $= \dfrac{a+b}{a+b+c+d}$

● $\quad P(\mathrm{B})$:　　　　　　B が起こる確率 $= \dfrac{a+c}{a+b+c+d}$

● $P(\mathrm{A}\cap\mathrm{B})$: A と B が同時に起こる確率 $= \dfrac{a}{a+b+c+d}$

このとき

"出来事 A と出来事 B が**独立**である"

とは,

$$\frac{a}{a+b+c+d} = \frac{a+b}{a+b+c+d} \cdot \frac{a+c}{a+b+c+d} \qquad \Leftarrow P(\mathrm{A}\cap\mathrm{B}) = P(\mathrm{A}) \cdot P(\mathrm{B})$$

が成り立つことです.

この式を変形してみると

$$a \cdot (a+b+c+d) = (a+b) \cdot (a+c) \quad \cdots\cdots\blacktriangleright \quad \frac{ad}{bc} = \boxed{1}$$

したがって

　　　仮説 H_0:オッズ比 $= \boxed{1}$

を検定することと

　　　仮説 H_0:2 つの事象 A, B は独立である

を検定することは同値であることがわかります.

データの型・パターン 11.2

次のデータの型の場合，どのような医療統計があるのだろうか？

データの型・パターン 11.2

層	薬剤	効果	
		有効	無効
層1	薬剤 A	m_{111}	m_{112}
	薬剤 B	m_{121}	m_{122}
層2	薬剤 A	m_{211}	m_{212}
	薬剤 B	m_{221}	m_{222}

層1の m_{111}〜m_{122} の行は 2×2 クロス集計表，層2の m_{211}〜m_{222} の行は 2×2 クロス集計表

データの型の特徴

● 層1，層2という2つのグループの

2×2 クロス集計表が "合体" されています．

分析したいこと

● 薬剤 A と薬剤 B の有効性に差があるかどうか調べたい

分析の手順は
参考文献 [17] 第 8 章参照

はじめに確認しておきたいこと

- 層1と層2のデータの個数を合計して
  2×2クロス集計表に作りかえると
  シンプソンのパラドックスが起きる可能性があります.

ホームズ
シンプソンのパラドックスって
なんだい？

シンプソン博士の作った
次の表のことだよ

■ シンプソンのパラドックスの例

層1

	有効	無効	有効率
薬A	120	40	0.75
薬B	30	10	0.75

層2

	有効	無効	有効率
薬A	10	30	0.25
薬B	40	120	0.25

｝差なし

p.235 の表 11.11 へ続く〜

【データ】

次の表は，データの型・パターン 11.2 に対応しています．

表 11.8

層	抗うつ剤	効果	
		有効	無効
層1 アルツハイマー型認知症	抗うつ剤 A	29 人	11 人
	抗うつ剤 B	42 人	18 人
層1 血管性認知症	抗うつ剤 A	53 人	24 人
	抗うつ剤 B	27 人	32 人

有効 ＝ 1
無効 ＝ 0

ホームズ
この分析はややこしいらしいよ
次の2段階からなっているそうだ

手順①　はじめに，次の仮説を検定する．

　　　　仮説 H_0：層1のオッズ比と層2のオッズ比は同じ

この手順①の検定を "ブレスロー・デイの検定" という．

この手順①の仮説が棄却されると，層ごとに，

●層1について，薬 A，薬 B の比較
●層2について，薬 A，薬 B の比較

をする．

この手順①の仮説が棄却されないときは，

共通のオッズ比を仮定して，手順②へ進む．

手順② 次の仮説を検定する.

仮説 H_0：薬 A，薬 B の有効率は同じ

この手順②の検定を "マンテル・ヘンツェルの検定" という.

この検定は
偏りを調整する検定と
考えられているよ

■ シンプソンのパラドックスの例

表 11.9 層 1

	有効	無効	有効率
薬 A	120	40	0.75
薬 B	30	10	0.75

表 11.10 層 2

	有効	無効	有効率
薬 A	10	30	0.25
薬 B	40	120	0.25

差なし

表 11.9 の層 1 の有効率は
ともに 0.75 で
差はなさそうだった

表 11.10 の層 2 の有効率も
ともに 0.25 で
差はなさそうだったけど…

ところがだよ
ワトソン君
層 1 と層 2 を
"合体" すると…

表 11.11 薬 A と薬 B の有効性は？

	有効	無効	有効率
薬 A	130	70	0.65
薬 B	70	130	0.35

差あり

■ ブレスロー・デイの検定

ブレスロー・デイの検定は，次のようになります．

Tests of Homogeneity of the Odds Ratio

検定統計量➡	Chi-Squared	df	Asymptotic Significance (2-sided)
		漸近両側有意確率➡	
Breslow-Day	2.130	1	.144
Tarone's	2.128	1	.145

仮説 H_0：アルツハイマー型のオッズ比と
　　　　血管性のオッズ比は等しい

　　　漸近両側有意確率 $\boxed{0.144}$ ＞有意水準 0.05

なので，仮説 H_0 は棄てられません．

したがって，共通のオッズ比を仮定します．

■ マンテル・ヘンツェルの共通オッズ比

Mantel-Haenszel Common Odds Ratio Estimate

Estimate	.530
ln(Estimate)	-.634
Standard Error of ln(Estimate)	.280
Asymptotic Significance (2-sided)	.024

The Mantel-Haenszel common odds ratio estimate is asymptotically normally distributed under the common odds ratio of 1.000 assumption. So is the natural log of the estimate.

共通のオッズ比が $\boxed{0.530}$ です
対数オッズ比は log（0.530）＝ $\boxed{-0.634}$ です

■ マンテル・ヘンツェルの検定

マンテル・ヘンツェルの検定は，次のようになります．

Tests of Conditional Independence

検定統計量➡	Chi-Squared	df	漸近両側有意確率➡ Asymptotic Significance (2-sided)
Cochran's	5.293	1	.021
Mantel-Haenszel	4.636	1	.031

Under the conditional independence assumption, Cochran's statistic is asymptotically distributed as a 1 df chi-squared distribution, only if the number of strata is fixed, while the Mantel-Haenszel statistic is always asymptotically distributed as a 1 df chi-squared distribution. Note that the continuity correction is removed from the Mantel-Haenszel statistic when the sum of the differences between the observed and the expected is 0.

仮説 H_0：抗うつ剤 A と抗うつ剤 B の有効性は同じ

対立仮説 H_1：抗うつ剤 A と抗うつ剤 B の有効性は異なる

この仮説 H_0 は
仮説 H_0：共通のオッズ比 ＝ 1
と同じです

漸近両側有意確率 $\boxed{0.031}$ ≦有意水準 0.05

なので，仮説 H_0 は棄てられます．

したがって

"抗うつ剤 A と抗うつ剤 B の有効性に差がある"

ことがわかります．

【データ】

次の表は，データの型 11.2 に対応しています．

表 11.12

層	抗うつ剤	効果	
		有効	無効
層1 アルツハイマー型認知症	抗うつ剤 A	29 人	11 人
	抗うつ剤 B	42 人	18 人
層1 血管性認知症	抗うつ剤 A	53 人	24 人
	抗うつ剤 B	27 人	32 人

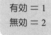

有効 ＝ 1
無効 ＝ 2

ホームズ，この対数線型分析もややこしいんだよ！

いいねえ～．僕は難事件が大好きだ．

知りたいこと

抗うつ剤 A と抗うつ剤 B の有効性に差があるのだろうか？

重要なポイントは"交互作用の取り扱い"です
このデータの場合
　"層と抗うつ剤と効果の 3 次の交互作用"
について調べることになります

■ 対数線型分析の手順

対数線型分析のモデル式

$$\log(m_{ijk}) = \mu + \alpha_i + \beta_j + \gamma_k + (\alpha\beta)_{ij} + (\alpha\gamma)_{jk} + (\alpha\beta\gamma)_{ijk}$$

においてパラメータ

$$(\alpha\beta)_{ij}, \ (\alpha\gamma)_{ik}, \ (\beta\gamma)_{jk} \quad \cdots\cdots \ 2\text{次の交互作用}$$

$$(\alpha\beta\gamma)_{ijk} \quad\quad\quad\quad \cdots\cdots \ 3\text{次の交互作用}$$

のところが交互作用の部分です.

● 3 次の交互作用が存在したら

層1における 抗うつ剤 A と抗うつ剤 B の 相対有効率の比	$\neq$	層2における 抗うつ剤 A と抗うつ剤 B の 相対有効率の比

となります.

このときは,層によって有効率の比が異なっているので

"層ごとに,抗うつ剤 A と抗うつ剤 B の有効性を比べる"

ことになります.

● 3 次の交互作用が存在しないとしたら

層1における抗うつ剤 A と抗うつ剤 B の相対有効率の比と 層2における抗うつ剤 A と抗うつ剤 B の相対有効率の比は "同じ相対有効率をもつ"

ということになります.そこで,

"層2における抗うつ剤 A と抗うつ剤 B の相対有効率を比較する"

ことにより

"抗うつ剤 A と抗うつ剤 B の有効性"

を比べることができます.

確かに
これは難事件だ

239

■ 対数線型分析

パラメータの推定値は，次のようになります．

Parameter Estimates [b,c]				有意確率 ↓
Parameter	Estimate	Std. Error	Z	Sig.
Constant	3.481	.175	19.846	<.001
[層 = 1]	-.563	.291	-1.935	.053
[層 = 2]	0[a]			
[抗うつ剤 = 1]	-.283	.268	-1.056	.291
[抗うつ剤 = 2]	0[a]			
[効果 = 1]	-.167	.259	-.645	.519
[効果 = 2]	0[a]			
[層 = 1] * [抗うつ剤 = 1]	-.193	.461	-.418	.676
[層 = 1] * [抗うつ剤 = 2]	0[a]			
[層 = 2] * [抗うつ剤 = 1]	0[a]			
[層 = 2] * [抗うつ剤 = 2]	0[a]			
[層 = 1] * [効果 = 1]	.999	.380	2.626	.009
[層 = 1] * [効果 = 2]	0[a]			
[層 = 2] * [効果 = 1]	0[a]			
[層 = 2] * [効果 = 2]	0[a]			
[抗うつ剤 = 1] * [効果 = 1]	.948	.356	2.664	.008 ←②
[抗うつ剤 = 1] * [効果 = 2]	0[a]			
[抗うつ剤 = 2] * [効果 = 1]	0[a]			
[抗うつ剤 = 2] * [効果 = 2]	0[a]			
[層 = 1]* [抗うつ剤 = 1]* [効果 = 1]	-.838	.570	-1.469	.142 ←①
[層 = 1]* [抗うつ剤 = 1]* [効果 = 2]	0[a]		検定統計量 ↑	
[層 = 1]* [抗うつ剤 = 2]* [効果 = 1]	0[a]			
[層 = 1]* [抗うつ剤 = 2]* [効果 = 2]	0[a]			
[層 = 2]* [抗うつ剤 = 1]* [効果 = 1]	0[a]			
[層 = 2]* [抗うつ剤 = 1]* [効果 = 2]	0[a]			
[層 = 2]* [抗うつ剤 = 2]* [効果 = 1]	0[a]			
[層 = 2]* [抗うつ剤 = 2]* [効果 = 2]	0[a]			

[a] This parameter is set to zero because it is redundant.
[b] Model: Poisson
[c] Design: Constant ＋ 層 ＋ 抗うつ剤 ＋ 効果 ＋ 層* 抗うつ剤 ＋ 層* 効果 ＋ 抗うつ剤* 効果 ＋ 層* 抗うつ剤* 効果

①　次の 3 次の交互作用の検定をしています.

仮説 H_0 : $(\alpha\beta\gamma)_{111} = 0$

有意確率と有意水準を比較すると

有意確率 $\boxed{0.142}$ ＞有意水準 0.05

なので, 仮説 H_0 は棄てられません.

したがって,

"アルツハイマー型抗うつ剤 A, B の相対有効率の比と

血管性抗うつ剤 A, B の相対有効率の比は等しい"

と考えてよさそうです.

このことは,

"アルツハイマー型認知症のオッズ比と

血管性認知症のオッズ比が等しい"

といいかえることができます.

②　次の 2 次の交互作用の検定をしています.

仮説 H_0 : $(\beta\gamma)_{11} = 0$

有意確率と有意水準を比較すると

有意確率 $\boxed{0.008}$ ≦有意水準 0.05

なので, 仮説 H_0 は棄却されます.

したがって,

"抗うつ剤 A と抗うつ剤 B の有効性に差がある"

ということがわかります.

ホームズ　この説明だけでは
何のことかわからないよ？

参考文献 [17] 第 11 章を
参考にするといいよ

データの型・パターン 12

次のデータの型の場合，どのような医療統計があるのだろうか？

データの型・パターン 12

特性	カテゴリ A_1	カテゴリ A_2	カテゴリ A_3
データの個数	m_1	m_2	m_3

データの型の特徴

3つのカテゴリ A_1，A_2，A_3 に対し

- A_1 という特性をもつデータが m_1 個
- A_2 という特性をもつデータが m_2 個
- A_3 という特性をもつデータが m_3 個

となっています．

分析したいこと

- 3つのカテゴリの理論の比が実験の比と同じかどうか調べたい

ホームズ
パターン 13 に
よく似ているね？

そうだね
パターン 13 は
実験比と実験比の比較だ！

■ 適合度検定の解説

適合度検定は

カテゴリ A_1, A_2, A_3 の比を p_1, p_2, p_3 としたとき

$$p_1 : p_2 : p_3 = m_1 : m_2 : m_3$$

が成り立つかどうかを検定する方法です.

要するに,

"理論値と実測値が一致しているかどうか"

を調べます.

"適合度"という名前は,多くの場面でよく使われています.

①曲線の当てはまりの良さは?

②母集団の分布は正規分布に一致しているか?

③母集団の分布はポアソン分布に従っているといえるか?

④遺伝子の実験比は理論比と一致しているか?

ところで, ……

適合度検定の仮説は

仮説 H_0:実験比は理論比によく当てはまっている

または

仮説 H_0:理論値と実測値がうまく一致している

となります.

分析の手順は
参考文献[12]第19章参照

243

【データ】

次の表は，データの型・パターン 12 に対応しています．

表 12.1

カテゴリ	野生型メス	野生型オス	白眼オス
データの個数	592 匹	331 匹	281 匹

ワトソン君，このデータについて説明してくれたまえ．

このデータは，遺伝の研究のため，キイロショウジョウバエの幼虫 1204 匹について観察した結果だよ．

ハエの幼虫を調べてどうするんだい？

これは重要な実験なんだよ，ホームズ．
キイロショウジョウバエは，理論上
　　野生型メス：野生型オス：白眼オス＝ 2 ： 1 ： 1
の比で生まれるんだ．

ということは，実験の比が理論の比に同じかどうか調べてみたいんだね．

その通り．適合度検定をしてみよう．

■ 適合度検定

適合度検定は，次のようになります．

One-Sample Chi-Square Test Summary

Total N	1204
Test Statistic	4.485[a]
Degree Of Freedom	2
Asymptotic Sig.(2-sided test)	.106

←検定統計量

←漸近両側有意確率

[a] There are 0 cells (0%) with expected values less than
5. The minimum expected value is 301.

仮説 H_0：野生型メス：野生型オス：白眼オス = 2：1：1

となります．もちろん

$$
\text{仮説 } H_0 :
\begin{cases}
\text{野生型メスの比率} = 0.5 \\
\text{野生型オスの比率} = 0.25 \\
\text{白眼オスの比率} = 0.25
\end{cases}
$$

expected values
＝期待度数

としても同じです．

漸近両側有意確率 0.106 ＞有意水準 0.05

なので，仮説 H_0 は棄却されません．

したがって，

"実験による値の比は理論上の比に適合している"

ことがわかります．

棄却されないで
よかったね
ホームズ

棄却されていたら
大事件だよ
ワトソン君

データの型・パターン 13

次のデータの型の場合，どのような医療統計があるのだろうか？

データの型・パターン 13

		属性 B		
		B_1	B_2	B_3
属性 A	A_1	m_{11}	m_{12}	m_{13}
	A_2	m_{21}	m_{22}	m_{23}

←属性 B
カテゴリ B_1, B_2, B_3

←データの個数

↑
2 つのグループ A_1, A_2
属性 A カテゴリ A_1, A_2

データの型の特徴

● 属性 A と属性 B のカテゴリの組（A_i，B_j）のデータを数えています．
● 2 つのグループ A_1，A_2 に対して，
それぞれ 3 つのカテゴリ B_1，B_2，B_3 について測定しています．

分析したいこと

● 属性 A と属性 B は関連があるのか？
● 2 つのグループ A_1，A_2 に違いがあるのか？

つまり
$m_{11} : m_{12} : m_{13} = m_{21} : m_{22} : m_{23}$
ということだね

リジット分析は
あまり見かけないけど
興味深い手法なんだ

そうだね
今は参考書も
ほとんどないらしいよ

はじめに確認しておきたいこと

● データの種類は 数値？　名義？　順序？

● カテゴリは順序カテゴリかどうか？

● 独立性の検定の仮説 H_0

　　　仮説 H_0：属性 A と属性 B は独立である

● 同等性の検定の仮説

　　　仮説 H_0：$m_{11} : m_{12} : m_{13} = m_{21} : m_{22} : m_{23}$

独立性の検定と
同等性の検定は
同じ検定です

1 同等性の検定

【データ】

次の表は，データの型・パターン 13 に対応しています.

表 13.1

	気持ち			合計
	楽になった	変わらない	不安になった	
グループ A_1	16	15	13	44
グループ A_2	31	10	9	50
合計	47	25	22	94

←属性 B
カテゴリ
B_1, B_2, B_3

（人数）

● アンケート調査の質問

> **質問**　手術前に手術室看護師の説明を聞いて
> 気持ちは楽になりましたか？
>
> **回答**　1. 楽になった　　2. 変わらない　　3. 不安になった

● グループ A_1 と A_2

グループ A_1：44 人の被験者に対して
手術前日に従来と同様の術前訪問を実施する

グループ A_2：50 人の被験者に対して
手術前日に冊子を使用し術前訪問を実施する

ワトソン君，このデータについて説明してくれたまえ．

このデータは，
　　　　「冊子の使用による手術前訪問の効果」
を調査するために，次の2つのグループ

　　　グループA_1：手術前日に従来と同様の術前訪問を
　　　　　　　　　　実施する被験者
　　　グループA_2：手術前日に冊子を使用し術前訪問を
　　　　　　　　　　実施する被験者
に対しておこなったアンケート調査の結果だよ．

冊子を使用すると，
手術前の不安は，従来の方法より軽減されるかどうか
を分析したいのかい？

その通り．別の言い方をすれば，
　冊子の使用と従来の方法とでは，
　手術前の不安は変わらない……
だから，同等性の検定はどうかな？　ホームズ．

そうだね！
2つのグループA_1，A_2における
3つのカテゴリB_1，B_2，B_3の比が
同じかどうか，調べてみるわけだからね！！

■ 同等性の検定

同等性の検定は，次のようになります．

Chi-Square Tests

検定統計量➡	Value	df	Asymptotic Significance (2-sided)
Pearson Chi-Square	6.157[a]	2	.046
Likelihood Ratio	6.227	2	.044
Linear-by-Linear Association	4.826	1	.028
N of Valid Cases	94		

◀漸近両側
有意確率

[a] 0 cells (0.0%) have expected count less than 5. The minimum expected count is 10.30.

仮説 H_0： 2つのグループにおける
3つのカテゴリの比は同等である

対立仮説 H_1： 2つのグループにおける
3つのカテゴリの比は同等ではない

漸近両側有意確率 $\boxed{0.046}$ ≦有意水準 0.05
なので，仮説 H_0 は棄却されます．

したがって，
"冊子の使用による手術前訪問と
従来の手術前訪問とでは
被験者の気持ちに違いがある"
ということがわかります．

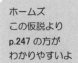

ホームズ
この仮説より
p.247 の方が
わかりやすいよ

分析の手順は
参考文献 [12] 第 18 章参照

■ 基礎統計量

クロス集計表の基礎統計量は，次のようになります．

グループ * 手術前不安 Crosstabulation

			手術前不安			
			楽に なった	変わら ない	不安に なった	Total
グループ	グループA	Count	16	15	13	44
		Expected Count	22.0	11.7	10.3	44.0
		Residual	-6.0	3.3	2.7	
	グループB	Count	31	10	9	50 ←実測度数
		Expected Count	25.0	13.3	11.7	50.0 ←期待度数
		Residual	6.0	-3.3	-2.7	←残差
Total		Count	47	25	22	94
		Expected Count	47.0	25.0	22.0	94.0

●期待度数の計算

$$25.0 = \left(\frac{50}{94}\right) \times \left(\frac{47}{94}\right) \times 94$$

↑確率　↑確率

ホームズ
この期待度数は何だい？

独立と仮定したときの
度数だよ　☞ p.265

？？

●残差の計算

残差 ＝ 実測度数 － 期待度数

6 ＝ 31 － 25

2 リジット分析

リジット分析のはなし

リジット分析とは，リジットによる差の検定のことです．

■ リジット分析・その1の方法

手順1 次のような順序カテゴリ $C_1 < C_2 < C_3 < C_4$ に対して
データが，それぞれ，与えられたとき，
グループ A についてリジット変換をし，
それをリジット R とします．

手順2 次に，リジット R からグループ B の平均リジット $\bar{R}_B$ をもとめ，
グループ A の平均リジット 0.5 とグループ B の平均リジット $\bar{R}_B$
を比較します．

表13.2　リジット分析のデータの型

順序カテゴリ	グループ A	グループ B
C_1	a_1 個	b_1 個
C_2	a_2 個	b_2 個
C_3	a_3 個	b_3 個
C_4	a_4 個	b_4 個

↑　　　　　　↑
4つのカテゴリに　　カテゴリに含まれる
分類されている場合　データの個数

グループ A と
グループ B をまとめて
リジットを作るその2の方法は
p.256

■ リジット変換

次のような変換を，リジット変換といいます.

表 13.3　度数分布

順序カテゴリ	度数 f_i
C_1	f_1
C_2	f_2
C_3	f_3
C_4	f_4
合計	N

↑
順序カテゴリの分布

リジット変換
$\Rightarrow$

表 13.4　リジット変換による確率分布

リジット（＝確率変数）	確率
$R_1 = \dfrac{f_1}{2N}$	$\dfrac{f_1}{N}$
$R_2 = \dfrac{f_2 + 2f_1}{2N}$	$\dfrac{f_2}{N}$
$R_3 = \dfrac{f_3 + 2(f_1 + f_2)}{2N}$	$\dfrac{f_3}{N}$
$R_4 = \dfrac{f_4 + 2(f_1 + f_2 + f_3)}{2N}$	$\dfrac{f_4}{N}$

↑
この確率分布は

平均が $\dfrac{1}{2}$ になります

● 平均リジット $\overline{R} = 0.5$

平均リジット $\overline{R}$

$$= R_1 \times \frac{f_1}{N} + R_2 \times \frac{f_2}{N} + R_3 \times \frac{f_3}{N} + R_4 \times \frac{f_4}{N}$$

$$= \frac{f_1}{2N} \times \frac{f_1}{N} + \frac{f_2 + 2f_1}{2N} \times \frac{f_2}{N} + \frac{f_3 + 2(f_1 + f_2)}{2N} \times \frac{f_3}{N} + \frac{f_4 + 2(f_1 + f_2 + f_3)}{2N} \times \frac{f_4}{N}$$

$$= \frac{(f_1 + f_2 + f_3 + f_4)^2}{2N^2}$$

$$= \frac{1}{2}$$

【データ】

次の表は，データの型・パターン 13 に対応しています.

表 13.5　慢性気管支炎の治療効果

	漢方の 1 号	漢方の 2 号
全癒	10 人	12 人
顕効	43 人	25 人
有効	122 人	53 人
無効	66 人	15 人
合計	241 人	105 人

この例では，漢方の 1 号と 2 号をまとめてリジット R を作ります.

次に，そのリジット R をもとにして，
　　漢方の 1 号の平均リジット $\bar{\mathrm{R}}_\mathrm{A}$,
　　漢方の 2 号の平均リジット $\bar{\mathrm{R}}_\mathrm{B}$
の差の検定をします.

順序カテゴリでも
差の検定ができるんだね

リジット ＝ Ridit
　　　　＝ relative to an identified
　　　　　distribution

ところで，君はこのデータを
どこから探してきたんだい？

中国の有名な医師の
謝承泰先生からもらったんだ

ワトソン君，このデータについて説明してくれたまえ．

 いいよ，ホームズ．
このデータは，漢方の 1 号と 2 号とでの，
慢性気管支炎の治療効果について調べた結果なんだ．

 治療効果に違いがあるかどうか調べたいのかい？

 そうなんだよ．リジット分析を使いたいんだが，
リジット分析には次の 2 通りがある．
　　その1．グループAを基準にして，リジットRを求め
　　　　　る方法
　　その2．グループAとBの合計を基準にして，リジッ
　　　　　トRを求める方法

 待てよ，ワトソン君．その1の方法は前にも見た気がする
ぞ．

「すぐわかる統計処理の選び方」
で見たな

ホームズ
君の記憶力には感服するよ

 ここでは，その2の方法でリジット分析をしてみようよ．

リジット分析の手順―グループ A，B の合計を基準にとる場合

● リジット分析・その２の方法　公式

手順１　グループＡとグループＢを合計して，リジット R を求めます.

順序カテゴリ	グループＡ	グループＢ	A + B	リジット R
C_1	a_1	b_1	$f_1 = a_1 + b_1$	$\dfrac{f_1}{2N}$
C_2	a_2	b_2	$f_2 = a_2 + b_2$	$\dfrac{f_2 + 2f_1}{2N}$
C_3	a_3	b_3	$f_3 = a_3 + b_3$	$\dfrac{f_3 + 2(f_1 + f_2)}{2N}$
C_4	a_4	b_4	$f_4 = a_4 + b_4$	$\dfrac{f_4 + 2(f_1 + f_2 + f_3)}{2N}$
合計	N_A	N_B	$N = N_A + N_B$	

平均リジット $\overline{R}_A$, $\overline{R}_B$ を求めます.

リジット R	グループ A	グループ B	$R \times \dfrac{A}{N_A}$	$R \times \dfrac{B}{N_B}$
$\dfrac{f_1}{2N}$	a_1	b_1	$\dfrac{f_1}{2N} \times \dfrac{a_1}{N_A}$	$\dfrac{f_1}{2N} \times \dfrac{b_1}{N_B}$
$\dfrac{f_2 + 2f_1}{2N}$	a_2	b_2	$\dfrac{f_2 + 2f_1}{2N} \times \dfrac{a_2}{N_A}$	$\dfrac{f_2 + 2f_1}{2N} \times \dfrac{b_2}{N_B}$
$\dfrac{f_3 + 2(f_1 + f_2)}{2N}$	a_3	b_3	$\dfrac{f_3 + 2(f_1 + f_2)}{2N} \times \dfrac{a_3}{N_A}$	$\dfrac{f_3 + 2(f_1 + f_2)}{2N} \times \dfrac{b_3}{N_B}$
$\dfrac{f_4 + 2(f_1 + f_2 + f_3)}{2N}$	a_4	b_4	$\dfrac{f_4 + 2(f_1 + f_2 + f_3)}{2N} \times \dfrac{a_4}{N_A}$	$\dfrac{f_4 + 2(f_1 + f_2 + f_3)}{2N} \times \dfrac{b_4}{N_B}$
	合計		$\overline{R}_A$	$\overline{R}_B$

手順1　グループ A とグループ B を合計して，リジット R を求めます.

慢性気管支炎	漢方の1号 A	漢方の2号 B	A + B	リジット R
全癒	10 人	12 人	22 人	0.032
顕効	43 人	25 人	68 人	0.162
有効	122 人	53 人	175 人	0.513
無効	66 人	15 人	81 人	0.883
合計	241 人	105 人	346 人	

手順2　平均リジット $\overline{R}_A$, $\overline{R}_B$ を求めます.

リジット R	漢方の1号 A	漢方の2号 B	$R \times \dfrac{A}{N_A}$	$R \times \dfrac{B}{N_B}$
0.032	10 人	12 人	0.001	0.004
0.162	43 人	25 人	0.029	0.039
0.513	122 人	53 人	0.260	0.259
0.883	66 人	15 人	0.242	0.126
		合計	0.532	0.427

●リジット分析・その2の方法　公式

手順3　検定統計量 T を求めます.

$$T = \frac{\bar{R}_A - \bar{R}_B}{\sqrt{\dfrac{1}{12} \times \left(\dfrac{N_A + N_B}{N_A \times N_B}\right)}}$$

グループ A の平均 $\bar{R}_A$ と
グループ B の平均 $\bar{R}_B$ の差の
検定です！

手順4　検定統計量 T が棄却域に含まれると,
有意水準 0.05 で仮説を棄てます.

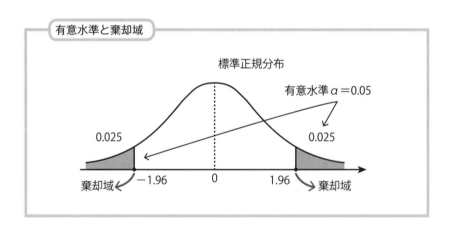

有意水準と棄却域

標準正規分布

有意水準 α ＝0.05

0.025

0.025

棄却域←　−1.96　　　0　　　1.96　　→棄却域

仮説 H_0 : グループ A の平均リジット　$\bar{R}_A$ ＝グループ B の平均リジット　$\bar{R}_B$
この仮説が棄てられると
2 つのグループの間に差があります

手順3　検定統計量 T を求めます.

$$T = \frac{0.532 - 0.427}{\sqrt{\dfrac{1}{12} \times \left(\dfrac{241 + 105}{241 \times 105}\right)}}$$

$$= \boxed{3.094}$$

計算をするときは
有効数字を多くしています!

手順4　統計検定量 T が棄却域に入ったら仮説を棄てます.
　　　　検定統計量 $\boxed{3.094} \geqq$ 棄却限界 1.96
なので, 仮説は棄てられます.

　したがって, 漢方の1号と漢方の2号とでは,
　　　　"慢性気管支炎に対する治療効果に差がある"
ことがわかりました.

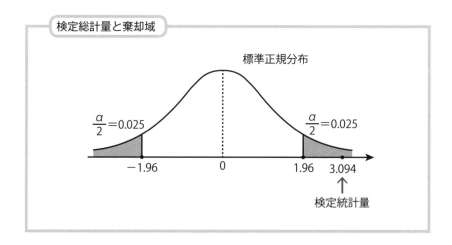

検定総計量と棄却域

標準正規分布

$\dfrac{\alpha}{2} = 0.025$

$\dfrac{\alpha}{2} = 0.025$

-1.96　　　0　　　1.96　3.094
　　　　　　　　　　　　　　　↑
　　　　　　　　　　　　　検定統計量

データの型・パターン 14

次のデータの型の場合，どのような医療統計があるのだろうか？

データの型・パターン 14

	B_1	B_2	B_3	← 因子 B
A_1	$x(1,1)$	$x(1,2)$	$x(1,3)$	
A_2	$x(2,1)$	$x(2,2)$	$x(2,3)$	← 測定値
A_3	$x(3,1)$	$x(3,2)$	$x(3,3)$	

↑
因子 A

データが測定値の場合と
個数の場合があります

データの型・パターン 14

	B_1	B_2	B_3	← 属性 B
A_1	m_{11}	m_{12}	m_{13}	
A_2	m_{21}	m_{22}	m_{23}	← データの 個数
A_3	m_{31}	m_{32}	m_{33}	

↑
属性 A

データの型の特徴

● 属性 A についてのカテゴリ A_1，A_2，A_3 と

属性 B についてのカテゴリ B_1，B_2，B_3 が

縦と横にクロスしています.

分析したいこと

主な医療統計

はじめに確認しておきたいこと

- ●セルの中は測定値になっているか？

- ●セルの中は個数になっているか？

【データ】

次の表は，データの型・パターン 14 に対応しています．

表 14.1

医療業務		不眠症			合計
		入眠困難	中途覚醒	熟睡困難	合計
医療業務	保健師	7	14	12	33
	助産師	11	6	13	30
	看護師	6	8	25	39
	合計	24	28	50	102

この独立性の検定は
"カイ 2 乗検定"
と呼ばれることが多いよ

SPSS の正確確率検定を使うと
データ数が少なくても
正確な確率を求めることができる！

でもデータ数が少ないと
近似が悪くなるんだ…

期待度数 ≧ 5

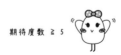

ワトソン君，このデータについて説明してくれたまえ．

 いいよ，ホームズ．
このデータは，3つの医療業務，
　　　保健師，助産師，看護師と
3つの不眠症のタイプ，
　　　入眠困難，中途覚醒，熟睡困難
のクロス表なんだ．

 クロス集計表といえば，いつもの独立性の検定だね．

 そうなんだよ．医療業務と不眠症の間に，
何か関連があるかどうか調べるんだ．
でも，このデータの場合，
もう少し詳しく調べたいんだよ．

 つまり，保健師，助産師，看護師は，
不眠症のどのタイプと関連が強いか調べたいのかい？

 その通りだ，ホームズ．
そこで，残差分析や列の比率の差の検定も
してみようよ．

 分析の手順は
参考文献 [12] 第 16 章参照

■ 独立性の検定

独立性の検定は，次のようになります．

Chi-Square Tests

漸近両側有意確率
↓

検定統計量➡	Value	df	Asymptotic Significance (2-sided)
Pearson Chi-Square	10.447[a]	4	.034
Likelihood Ratio	9.977	4	.041
Linear-by-Linear Association	3.254	1	.071
N of Valid Cases	102		

[a] 0 cells (0.0%) have expected count less than 5. The minimum expected count is 7.06.

● **独立性の検定の場合**，はじめに注意することは
" 期待度数が 5 以上かどうか "
です．

ここは大切！
期待度数 ≧ 5

期待度数が 5 未満のセルがあると
カイ 2 乗分布による検定統計量の近似が悪くなります．

このデータの場合
最小期待度数 = 7.06
になっているので，
検定統計量はカイ 2 乗分布で近似できます．

独立性の検定のことを
カイ 2 乗検定ともいいます

●**独立性の検定**は，次のようになります．

　　　仮説 H_0：医療業務と不眠症は独立である
　　対立仮説 H_1：医療業務と不眠症は関連がある

　　　漸近両側有意確率 0.034 ≦有意水準 0.05
なので，仮説 H_0 は棄却されます．

したがって，
　　　"医療業務と不眠症の間には関連がある"
ことがわかります．

　　　"事象の独立"について一言！
　　　・事象Ａの確率 …… P（A）
　　　・事象Ａの確率 …… P（B）
　　　・事象ＡとＢの確率 …… P（A∩B）
　　としたとき
　　　P（A∩B）＝P（A）×P（B）
　　が成り立てば
　　　"事象Ａと事象Ｂは独立である"
　　といいます

■ 残差分析の説明

残差とは

残差＝実測度数－期待度数

Residual ＝ Count － Expected Count

のことです.

期待度数は, 属性 A のカテゴリ A_i と属性 B のカテゴリ B_j が
独立と仮定したときのセルの度数のことです.

したがって,

"残差の絶対値が大きくなると

カテゴリ A_i とカテゴリ B_j は独立ではない"

と考えられます.

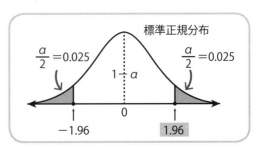

⇔ 独立
残差 ＝ 0

●この残差を標準化し
さらに正規分布で調整したものを

調整済残差　　　　　　　　　　　← Adjusted Residual

といいます.

そこで,

| 調整済残差 | ≧ 1.96

のとき

"カテゴリ A_i とカテゴリ B_j は関連がある"

と判定します.

標準正規分布

$\dfrac{\alpha}{2}=0.025$　　　　　$\dfrac{\alpha}{2}=0.025$

$1-\alpha$

-1.96　　0　　1.96

■ 残差分析

残差分析は，次のようになります．

医療業務 * 不眠症 Crosstabulation

			不眠症			
			入眠困難	中途覚醒	熟睡困難	Total
医療業務	保健師	Count	7	14	12	33
		Expected Count	7.8	9.1	16.2	33.0
		Residual	-.8	4.9	-4.2	
		Adjusted Residual	-.4	2.3	-1.8	
	助産師	Count	11	6	13	30
		Expected Count	7.1	8.2	14.7	30.0
		Residual	3.9	-2.2	-1.7	
		Adjusted Residual	2.0	-1.1	-.7	
	看護師	Count	6	8	25	39
		Expected Count	9.2	10.7	19.1	39.0
		Residual	-3.2	-2.7	5.9	
		Adjusted Residual	-1.5	-1.2	2.4	
Total		Count	24	28	50	102
		Expected Count	24.0	28.0	50.0	102.0

したがって，関連のあるカテゴリの組合せは

{保健師 と 中途覚醒}　{助産師 と 入眠困難}　{看護師 と 熟睡困難}

となります．

■ 列の比率の差の検定（多重比較）

列の比率の差の検定は，次のようになります.

不眠症 * 医療業務 Crosstabulation

			保健師	助産師	看護師	Total
			医療業務			
不眠症	入眠困難	Count	7a	11a	6a	24
		Expected Count	7.8	7.1	9.2	24.0
		% within 医療業務	21.2%	36.7%	15.4%	23.5%
	中途覚醒	Count	14a	6a	8a	28
		Expected Count	9.1	8.2	10.7	28.0
		% within 医療業務	42.4%	20.0%	20.5%	27.5%
	熟睡困難	Count	12a	13a	25a	50
		Expected Count	16.2	14.7	19.1	50.0
		% within 医療業務	36.4%	43.3%	64.1%	49.0%
Total		Count	33	30	39	102
		Expected Count	33.0	30.0	39.0	102.0
		% within 医療業務	100.0%	100.0%	100.0%	100.0%

Each subscript letter denotes a subset of 医療業務 categories whose column proportions do not differ significantly from each other at the .05 level.

データを2倍にしてみると……

		保健師	助産師	看護師
入眠困難	Count	14a, b	22b	12a
	Expected Count	15.5	14.1	18.4
	% within 医療業務	21.2%	36.7%	15.4%
中途覚醒	Count	28a	12b	16b
	Expected Count	18.1	16.5	21.4
	% within 医療業務	42.4%	20.0%	20.5%
熟睡困難	Count	24a	26a	50b
	Expected Count	32.4	29.4	38.2
	% within 医療業務	36.4%	43.3%	64.1%

●列の比率の差の検定（多重比較）の読み取り方は

"同じサブスクリプトのカテゴリ間には有意差が無い"

となります.

例えば……

入眠困難のところを横にみると

$$\{7a \quad 11a \quad 6a\}$$

となっているので，3つのカテゴリの比率

保健師　　助産師　　看護師

21.2%　　36.7%　　15.4%

の間には有意差はありません.

●データを2倍にしてみると……

入眠困難のところは

保健師　　助産師　　看護師

14a, b　　22b　　12a

となっています.

助産師と看護師のサブスクリプトは異なっているので
助産師と看護師の比率に有意差があるよ！

保健師と助産師に同じサブスクリプトがあるので
保健師と助産師の比率に有意差はないね

保健師と看護師にも同じサブスクリプトがあるね

2 くり返しのない2元配置の分散分析

【データ】

次の表は，データの型・パターン14に対応しています.

表14.2

薬剤の量 薬剤の時間	$100\mu g$	$600\mu g$	$2400\mu g$
水準 A_1 → 3時間	13.6	15.6	9.2
水準 A_2 → 6時間	22.3	23.3	13.3
水準 A_3 → 12時間	16.7	28.8	15.0
水準 A_4 → 24時間	28.0	31.2	15.8
	↑ 水準 B_1	↑ 水準 B_2	↑ 水準 B_3

分析したいこと

分析したいことは，

- 水準 A_1, A_2, A_3, A_4 の間において
  水準間に差があるかどうか？
- 水準 B_1, B_2, B_3 の間において
  水準間に差があるかどうか？

さらに，差があるとすれば

- どの水準 A_i と A_j の間なのか
- どの水準 B_i と B_j の間なのか

ということになります.

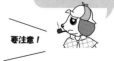

このデータの場合
交互作用の検定は
できません

要注意！

ワトソン君，このデータについて説明してくれたまえ．

このデータは，
薬剤の量と薬剤の時間についての2元配置
なんだ．でも，このデータは，
セルの中にデータが1個しかないんだ．

ワトソン君！　そのようなとき，
"くり返しがない"というんだ．

くり返しがないときは，何か注意することはあるかい？

このモデル式には，"交互作用項がない"
ということだね．
ところで，もう少しデータの説明がほしいね．
ワトソン君．

くり返しのない2元配置の分散分析のモデル式

$$x_{ij} = \mu + \alpha_i + \beta_i + \boxed{} + \varepsilon_{ij}$$

| 測定値 | 一般平均 | 主効果
（定数）
固定因子 A | 主効果
（定数）
固定因子 B | 交互作用
? | 誤差 |

■ くり返しのない2元配置の分散分析

くり返しのない2元配置の分散分析は、次のようになります。

Tests of Between-Subjects Effects

検定統計量 →

Source	Type III Sum of Squares	df	Mean Square	F	Sig.
薬剤の時間	267.020	3	89.007	17.918	.002
薬剤の量	294.962	2	147.481	29.689	.001
Error	29.805	6	4.968		
Corrected Total	591.787	11			

有意確率

a R Squared = .950 (Adjusted R Squared = .908)

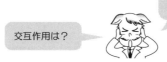

交互作用は？

薬剤の時間＊薬剤の量が見あたらない…

● **薬剤の時間**のところが

　　　有意確率 $\boxed{0.002}$ ≦有意水準 0.05

となっているので、

　"薬剤の時間、3時間、6時間、12時間、24時間の間に差がある"

ことがわかります。

● **薬剤の量**のところも

　　　有意確率 $\boxed{0.001}$ ≦有意水準 0.05

なので、

　"薬剤の量、100μg、600μg、2400μgの間に差がある"

ことがわかります。

ホームズ，交互作用はどうなるんだろうね？

このようなときは，
グラフで交互作用を調べてみよう！
次のグラフを見ると……

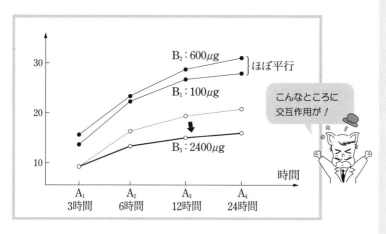

つまり，因子 A と因子 B の間に交互作用がなければ
互いに影響を受けないのだから，
3 本の折れ線は平行になるはずだね！

ところが，

B₃ の折れ線が下の方へ抑えられている．
そこに交互作用が存在しているかもしれないぞ，
ワトソン君.

データの型・パターン 15

次のデータの型の場合，どのような医療統計があるのだろうか？

データの型・パターン 15

		因子 B			
		水準 B_1	水準 B_2	水準 B_3	
因子 A	水準 A_1	$x\,(1, 1, 1)$	$x\,(1, 2, 1)$	$x\,(1, 3, 1)$	くり返し数 = 3
		$x\,(1, 1, 2)$	$x\,(1, 2, 2)$	$x\,(1, 3, 2)$	
		$x\,(1, 1, 3)$	$x\,(1, 2, 3)$	$x\,(1, 3, 3)$	
	水準 A_2	$x\,(2, 1, 1)$	$x\,(2, 2, 1)$	$x\,(2, 3, 1)$	くり返し数 = 3
		$x\,(2, 1, 2)$	$x\,(2, 2, 2)$	$x\,(2, 3, 2)$	
		$x\,(2, 1, 3)$	$x\,(2, 2, 3)$	$x\,(2, 3, 3)$	
	水準 A_3	$x\,(3, 1, 1)$	$x\,(3, 2, 1)$	$x\,(3, 3, 1)$	くり返し数 = 3
		$x\,(3, 1, 2)$	$x\,(3, 2, 2)$	$x\,(3, 3, 2)$	
		$x\,(3, 1, 3)$	$x\,(3, 2, 3)$	$x\,(3, 3, 3)$	

データの型の特徴

● 2つの因子 A，B が，それぞれ
水準 A_1，A_2，A_3 と水準 B_1，B_2，B_3 に分かれ，
その水準のすべての組合せ（A_i，B_j）において，
くり返し測定されています．

2元配置の分散分析の
分析の手順は参考文献［14］第 6 章参照

分析したいこと

● 水準 A_1, A_2, A_3 の間に差があるかどうか？

● 差があるとすれば，どの水準 A_i とどの水準 A_j の間か？

● 水準 B_1, B_2, B_3 の間に差があるかどうか

● 差があるとすれば，どの水準 B_i とどの水準 B_j の間か？

● 因子 A と因子 B の交互作用の存在は？

主な医療統計

混合モデルの
分析の手順は
参考文献 [14] 第 12 章参照

【データ】

次の表は，データの型・パターン15に対応しています.

表 15.1

		運動療法			
		寝ている	散歩	ジョギング	水泳
食事療法	1200kcal	7.6	7.4	6.8	6.8
		7.6	6.7	5.2	6.4
		6.4	8.3	6.7	7.1
		8.5	8.2	6.1	8.2
	1600kcal	7.3	8.6	7.2	6.5
		8.1	7.2	6.5	6.9
		8.3	8.5	5.5	7.0
		7.5	7.6	7.3	6.8
	2000kcal	8.2	7.9	7.2	7.8
		7.1	8.7	7.4	7.4
		8.4	8.3	8.1	6.8
		7.2	7.5	7.7	7.0

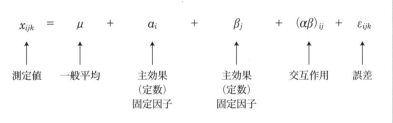

2元配置の固定モデルの式

$$x_{ijk} = \mu + \alpha_i + \beta_j + (\alpha\beta)_{ij} + \varepsilon_{ijk}$$

測定値　一般平均　主効果　　　　主効果　　　交互作用　誤差
　　　　　　　　　（定数）　　　（定数）
　　　　　　　　　固定因子　　　固定因子

詳しくは
「SPSSによる分散分析・混合モデル・多重比較の手順」
第1章を参照して下さい

ワトソン君，このデータについて説明してくれたまえ．

いいよ，ホームズ．
このデータは，糖尿病患者 48 人の食事療法と
運動療法を組み合わせたときの HbA1c を
測定した結果なんだ．

このデータから，何を分析したいのかな？

4 種類の運動における治療効果に差があるかどうか
調べてみたいんだ．

このデータは 2 元配置なんだね．

その通りだよホームズ．
つまり，因子 A が運動療法，因子 B が食事療法だ．

ワトソン君，因子が 2 つあるときは，
次の確認が大事だよ．
　　1．対応のない因子と対応のない因子
　　2．対応のない因子と対応のある因子

そうだね，このデータは
2 つの因子とも対応関係はないんだよ．

交互作用についても，調べたほうがいいよ．

2元配置の分散分析と多重比較

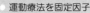
● 食事療法を固定因子
● 運動療法を固定因子

■ 2元配置の分散分析表

2元配置の分散分析表は, 次のようになります.

Tests of Between-Subjects Effects 検定統計量

Source	Type III Sum of Squares	df	Mean Square	F	Sig.
食事療法	2.465	2	1.233	2.995	.063
運動療法	9.606	3	3.202	7.779	<.001
食事療法 * 運動療法	2.681	6	.447	1.086	.389
Error	14.817	36	.412		
Corrected Total	29.570	47			

有意確率

● 食事療法＊運動療法 について

　　　　仮説 H_0：食事療法 と 運動療法 の間に

　　　　　　　　交互作用は存在しない

　　　対立仮説 H_1：食事療法と運動療法の間に

　　　　　　　　交互作用が存在する

　　　　有意確率 0.389 ＞有意水準 0.05

　　なので, 仮説 H_0 は棄却されません.

　　したがって,

　　　　"食事療法 と 運動療法 の間に

　　　　交互作用が存在するとはいえない"

　　ことがわかります.

● 食事療法 について

　　　仮説 H_0：3つの 食事療法 の間に差はない
　　　対立仮説 H_1：3つの 食事療法 の間に差がある

　　　有意確率 0.063 ＞有意水準 0.05
なので，仮説 H_0 は棄却されません．
したがって，
　　　"3つの 食事療法 の間に差があるとはいえない"
ことがわかります．

● 運動療法 について

　　　仮説 H_0：4つの 運動療法 の間に差はない
　　　対立仮説 H_1：4つの 運動療法 の間に差がある

　　　有意確率 ＜ 0.001 ≦有意水準 0.05
なので，仮説 H_0 は棄却されます．
したがって，
　　　"4つの運動療法の間に差がある"
ことがわかります．

■ 等分散性の検定

等分散性の検定は，次のようになります．

Levene's Test of Equality of Error Variances

	検定統計量➡	Levene Statistic	df1	df2	Sig.
測定値	Based on Mean	.939	11	36	.516

Tests the null hypothesis that the error variance of the dependent variable is equal across groups.

　　　　　　　　　　　　　　　　　　　　　↑
　　　　　　　　　　　　　　　　　　　有意確率

■ 多重比較

Tukey HSD の多重比較は，次のようになります.

Multiple Comparisons

Tukey HSD

(I) 運動療法	(J) 運動療法	Mean Difference (I-J)	Std. Error	Sig.
寝ている	散歩	-.225	.2619	.826
	ジョギング	.875*	.2619	.010
	水泳	.625	.2619	.098
散歩	寝ている	.225	.2619	.826
	ジョギング	1.100*	.2619	<.001
	水泳	.850*	.2619	.013
ジョギング	寝ている	-.875*	.2619	.010
	散歩	-1.100*	.2619	<.001
	水泳	-.250	.2619	.776
水泳	寝ている	-.625	.2619	.098
	散歩	-.850*	.2619	.013
	ジョギング	.250	.2619	.776

Based on observed means.
The error term is Mean Square(Error) = .412.
* The mean difference is significant at the .05 level.

↑
有意確率

差があるのは
　{寝ている　と　ジョギング}
　{散歩　　　と　ジョギング}
　{散歩　　　と　　　　水泳}
だね！

■ グラフ表現

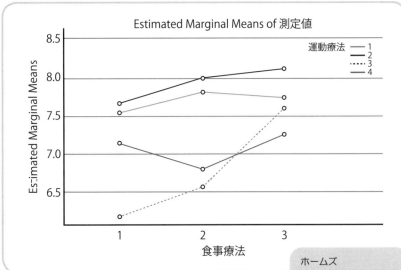

ホームズ
この 4 本の折れ線は
どちらかといえば
平行に見えるかなあ?

■ 効果サイズと検出力

Source	Partial Eta Squared	Observed Power
Corrected Model	.499	.969
Intercept	.994	1.000
食事療法	.143	.546
運動療法	.393	.980
食事療法 * 運動療法	.153	.370
	↑ 効果サイズ	↑ 検出力

2 線型混合モデルの分散分析

分散分析の因子が 固定因子 と 変量因子 からなるとき，
分散分析のモデルを

"混合モデル"

といいます．

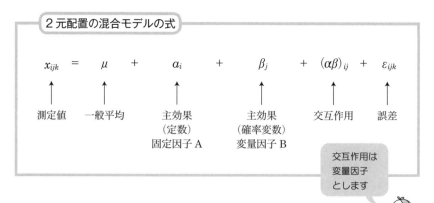

2元配置の混合モデルの式

$$x_{ijk} = \mu + a_i + \beta_j + (\alpha\beta)_{ij} + \varepsilon_{ijk}$$

測定値　一般平均　主効果　　　　主効果　　　交互作用　誤差
　　　　　　　　（定数）　　　（確率変数）
　　　　　　　　固定因子A　　　変量因子B

交互作用は
変量因子
とします

● **固定因子**とは

　"研究対象として固定した水準の集まり"

● **変量因子**とは

　"たくさんある種類の中から
　　研究対象として選ばれた水準の集まり"

したがって，変量因子について
差の検定はありません

そこで,

　　● 運動療法を固定因子
　　● 食事療法を変量因子

として，線型混合モデルの分散分析をおこなうと
次のようになります.

Model Dimension

		Number of Levels	Covariance Structure
Fixed Effects	Intercept	1	
	運動療法	4	
Random Effects	食事療法 + 食事療法 * 運動療法	15	Variance Components

Type III Tests of Fixed Effects

Source	Numerator df	Denominator df	F	Sig.
Intercept	1	2.001	2112.338	<.001
運動療法	3	6.001	7.165	.021 ←有意確率

Pairwise Comparisons

(I) 運動療法	(J) 運動療法	Mean Difference (I-J)	Std. Error	df	有意確率 ↓ Sig.
寝ている	散歩	-.225	.273	6.001	1.000
	ジョギング	.875	.273	6.001	.111
	水泳	.625	.273	6.001	.372
散歩	ジョギング	1.100*	.273	6.001	.041
	水泳	.850	.273	6.001	.124
ジョギング	水泳	-.250	.273	6.001	1.000

参 考 文 献

［ 1 ］『Kendall's Advanced Theory of Statistics: Volume 1: Distribution Theory』
　　　Oxford University Press Inc.（2003）
［ 2 ］『Kendall's Advanced Theory of Statistics: Volume 2A, Classical Inference
　　　and the Linear Model』Oxford University Press Inc.（2002）
［ 3 ］『Kendall's Advanced Theory of Statistics: Volume 2B, Bayesian statistics』
　　　Oxford University Press Inc.（1999）
［ 4 ］『The Oxford Dictionary of Statistical Terms』edited by Yadolah Dodge,
　　　Oxford University Press Inc.（2006）

以下，東京図書刊
［ 5 ］『入門はじめての統計解析』石村貞夫・石村光資郎著（2006）
［ 6 ］『入門はじめての多変量解析』石村貞夫・石村光資郎著（2007）
［ 7 ］『入門はじめての分散分析と多重比較』石村貞夫・石村光資郎著（2008）
［ 8 ］『入門はじめての統計的推定と最尤法』石村貞夫・石村光資郎他著（2010）
［ 9 ］『改訂版 入門はじめての時系列分析』石村貞夫・石村友二郎著（2023）
［10］『すぐわかる統計処理の選び方』石村貞夫・石村光資郎著（2010）
［11］『すぐわかる統計用語の基礎知識』石村貞夫・D. アレン・劉晨著（2016）
［12］『SPSS による統計処理の手順（第 10 版）』石村光資郎著・石村貞夫監修（2023）
［13］『SPSS による多変量データ解析の手順（第 6 版）』石村光資郎著・石村貞夫
　　　監修（2021）
［14］『SPSS による分散分析・混合モデル・多重比較の手順』石村光資郎著・石村
　　　貞夫監修（2021）
［15］『SPSS によるベイズ統計の手順』石村光資郎著・石村貞夫監修（2023）
［16］『SPSS によるアンケート調査のための統計処理』石村光資郎・石村貞夫著（2023）
［17］『SPSS による医学・歯学・薬学のための統計解析　第 5 版』石村光資郎・久
　　　保田基夫著・石村貞夫監修（2022）
［18］『SPSS による時系列分析の手順』石村貞夫著（1999）
［19］『よくわかる統計学　看護医療データ編　第 3 版』石村友二郎他著・石村貞
　　　夫監修（2020）
［20］『よくわかる統計学　介護福祉・栄養管理データ編　第 3 版』石村友二郎他
　　　著・石村貞夫監修（2020）
［21］『Excel で学ぶ医療・看護のための統計入門』石村友二郎他著・石村貞夫監修（2019）
［22］『Excel でやさしく学ぶ統計解析 2019』石村貞夫・石村友二郎他著（2019）
［23］『SPSS でやさしく学ぶ統計解析（第 7 版）』石村友二郎著・石村貞夫監修
　　　（2021）
［24］『SPSS でやさしく学ぶ多変量解析（第 6 版）』石村友二郎著・石村貞夫監修
　　　（2022）
［25］『改訂版 すぐわかる統計解析』石村貞夫・石村友二郎著（2020）
［26］『改訂版 すぐわかる多変量解析』石村光資郎・石村貞夫著（2019）
［27］『SPSS による心理分析のための統計処理の手順』石村友二郎著・石村貞夫監修
　　　（2024）

索　　引

■著者紹介

石村　貞夫（いしむら　さだお）　1975 年　早稲田大学理工学部数学科卒業
　　　　　　　　1977 年　早稲田大学大学院修士課程修了
　　　　　　　　現　在　石村統計コンサルタント代表
　　　　　　　　　　　　理学博士・統計アナリスト

石村　光資郎（いしむら　こうしろう）　2002 年　慶應義塾大学理工学部数理科学科卒業
　　　　　　　　2008 年　慶應義塾大学大学院理工学研究科基礎理工学専攻修了
　　　　　　　　現　在　東洋大学総合情報学部専任講師　博士（理学）

久保田　基夫（くぼた　もとお）　日本脳神経外科学会専門医
　　　　　　　　日本脊髄外科学会指導医（理事）
　　　　　　　　日本脊髄障害医学会（評議員）
　　　　　　　　日本脊椎脊髄神経手術手技学会（理事）
　　　　　　　　医学博士
　　　　　　　　厚生労働省指定オンライン診療研修修了
　　　　　　　　亀田メディカルセンター　脊椎脊髄外科　部長

装幀　今垣知沙子（戸田事務所）　　イラスト　石村多賀子

すぐわかる医療統計の選び方（いりょうとうけい　えら　かた）

© Sadao Ishimura & Koshiro Ishimura, Motoo Kubota 2024

2024 年 1 月 25 日　第 1 版第 1 刷発行　　　　Printed in Japan

著　者　石　村　貞　夫
　　　　石　村　光　資　郎
監　修　久　保　田　基　夫
発行所　東京図書株式会社
〒102-0072 東京都千代田区飯田橋 3-11-19
振替 00140-4-13803　電話 03（3288）9461
http://www.tokyo-tosho.co.jp/

ISBN 978-4-489-02418-4